加藤雅俊

奇跡のホルモン・スイッチ

潜在能力を引き出す

GS

JN196088

はじめに

その武器、いつまで眠らせておくつもりですか？

「なぜ、あの人は仕事が速いんだろう」

「あの人は、どうしていつもやる気にあふれているんだろう」

「なぜ、あいつはモテるんだろう」


自己啓発本を読んだり、英語を勉強したり、セミナーを受けたり、自分を向上させるために努力しているビジネスパーソンは多いと思います。

それにもかかわらず、いまひとつレベルアップできない。そう感じてはいませんか？

だからあなたは、こう思っているかもしれません。

「結局、自分には能力がないんだ」

安心してください。あなたは、ちゃんと「持って」います。ただ、その能力、すなわち武器をまだ使っていないだけなのです。

ロールプレイングゲームで表すと、あなたは武器を持っているのに、装備をしていない状態。現実世界で言い換えるなら、「スイッチ」を押していない状態です。

何のスイッチか？

それは「ホルモン」です。

スイッチを持っているのはあなた

ホルモンは、体が自ら分泌している成分で、心や体に大きな影響を与えています。

たとえば、同じような逆境に瀕しても、Aさんは乗り越えられるのに、Bさんはあきらめてしまう。あるいは、似たような人生を歩んでいるのに、Aさんは幸せそうだけどBさんは不満ばかり。

AさんとBさんを分けるもの、実はそれこそが「ホルモン」なのです。

もっと頑張ろうという気持ちや、幸せだと感じる心をつかさどっているのは脳です。もしも脳に塗る薬があれば、落ち込んだときに塗れば心が和むし、モチベーションが上がらないときに塗れば、やる気を出すことができます。感情をコントロールできたら、どんなに生きやすいでしょう。

しかし、残念ながら脳に塗る薬はありません。けれどもその代わり、あなたは「スイッチ」を持っているのです。そう、「ホルモン」のスイッチです。

もしも、あなたが「もっと仕事ができるようになりたい」「もっと人から愛されたい」「もっと幸せになりたい」と思うなら、スイッチを押せばいいのです。それによってあなたの中で眠っている能力、すなわち潜在能力を引き出すことができます。

本書では、スイッチの押し方をご紹介します。特別な道具は必要ありません。難しいテクニックも不要です。

せっかく持って生まれた武器を眠らせておくのはもうおしまいです。さぁ、スイッチを押して、本当の自分を目覚めさせましょう。

奇跡のホルモン・スイッチ／目次

第2章　ホルモンを操って仕事力を高める　51

第3章 人生を成功に導く3大ホルモン 83

編集協力　森本裕美
イラスト　林けいか
DTP　美創

第1章　あれも、これも！ホルモンのすごい働き

ホルモンは体の中で出される指令

1つのホルモンが足りないだけで意欲がわかなくなったり、やりがいを感じられなくなったり、感情をコントロールできなくなったり。人間にとって、ホルモンは大きな役割を果たしています。

しかし、そもそもホルモンとは何なのでしょうか?

簡単に言うと、ホルモンは、体の中で発せられる指令や合図です。

私たちはふだん、メールをしたり、会話をしたり、言葉を使って相手に気持ちを伝えていますよね。それと同じようなことが、体の中でも起きています。言葉の代わりにホルモンという伝達物質を使って、「怒りを抑えなさい」「瞳孔を開きなさい」など、感情や肉体に働きかけているのです。

ところが、ホルモンには、ある制約があります。それは、情報を1つずつしか渡せないということです。

たとえば、ビジネスの場においては、「見積もりを送ってください」と伝えれば、相手が経費を予測し、利益を上乗せし、計算をして、文書にまとめ、メールをしてくれます。「見積もりを送ってください」というお願い1つに対して、いくつもの作業を相手が自分で考えて行ってくれます。

それに対して、ホルモンは情報を1つずつしか渡せません。そのため、「経費を予測してください」「利益を上乗せしてください」「計算をしてください」というような作業全てに対して、逐一指令を出さなくては、目的が達成されません。

体を健やかに保つためには、「体温を上げなさい」「汗をかきなさい」など、さまざまな指令が必要になります。そのため、指令の数だけホルモンがあり、ホルモンが世界で初めて発見された1900年(高峰譲吉がアドレナリンを発見)から現在までに100種類以上確認されています。

ホルモンはさまざまな指令や合図を伝えますが、役割は5つに大別されます。

【脳の働きをコントロールする】 感情をコントロールすることをはじめ、あらゆる脳内活動に関係しています。

【体内環境の維持】ホルモンによって体の状態は常に一定で、健康な状態に保たれています。たとえば、血糖値が上昇すると、すい臓からインスリンというホルモンが分泌されて正常な値まで血糖値を下げます。反対に、血糖値が下がりすぎた場合はすい臓からグルカゴンというホルモンが分泌されて血糖値を上げます。

【体の成長】体や脳が成長することに大きく寄与しています。その代表が成長ホルモンです。成長期に成長ホルモンが不足すると、身長が充分伸びません。成長ホルモンは睡眠中に最も分泌されるため、「寝る子は育つ」というのはホルモンの観点から見ても本当です。

【性別を決める】受精して5カ月目くらいになると、脳の性分化が始まります。男の胎児は精巣から大量のアンドロゲン（男性ホルモン）が分泌されることで、男性になるか女性になるかが決まります。生まれた後も、性ホルモンが作用し、男性らしさや女性らしさが育まれます。

【体を防御する】細菌やウィルスに感染したり、ストレスを受けたりしたときに、ホルモンが作用して体を守り、抵抗力を高めます。たとえば、コルチゾールというホルモンは通称ストレスホルモンと呼ばれており、ストレスが高まると分泌され、ストレスから体を守るバリアを張ります。ただし、あまりにもストレスが強いとバリアを破られてしまうこともあります。

指令を伝える2つの手段

ホルモンは、指令や合図をどうやって伝えているのでしょうか。

伝わり方は2つあります。1つは、脳で分泌されて、神経から神経に伝わるもの。もう1つは、体のあちこちで分泌されて、血液を介して伝わるものです。

まず、脳で分泌されて、神経から神経に伝わるものについて。これは、神経伝達物質ともいわれる電気信号で、ノルアドレナリン、ドーパミン、セロトニンなどの脳内ホルモンが該当します。

神経伝達物質というのは、「神経終末から放出され、次の細胞を興奮させる、あるいは抑制する物質」です。神経というと、電線のような1本の線をイメージされるかもしれませんが、そうではありません。神経細胞と神経細胞の間には、数万分の1㎜ほどの隙間が空いていて、それが無数に連なっています。人間の思考をつかさどる大脳新皮質だけでも神経伝達物質のやりとりをする場所が、なんと2兆も存在しています。

神経細胞の隙間の周辺部分にはシナプスというものがあり、シナプスが次の神経細胞に手を伸ばすことで電気信号を届けています。その伝達にかかる時間は、0・1〜0・2ミリ秒といわれています。

神経伝達物質の持ち味は、この素早さにあります。ボールが飛んできて「危ない！」と目を見開いたり、うれしいことがあって「やったー！」と思いがこみあげたりなど、即座に体を反応させ、人間の複雑な精神活動やリアクションを支えています。その代わり、作用する時間は短時間にとどまります。

次に、体のあちこちで分泌されて、血液を介して伝わるものについて。これは内分泌系ともいわれていて、血液中にホルモンを流して伝えます。血液が体を一巡するには1分前後かかるため、情報を伝えるためには1分はかかります。神経伝達物質に比べて時間がかかる代わりに、じっくり長く作用します。

神経伝達物質とホルモンは厳密に言えばイコールではありませんが、本書では、「体

〔脳で分泌されて神経から神経に伝わるもの〕

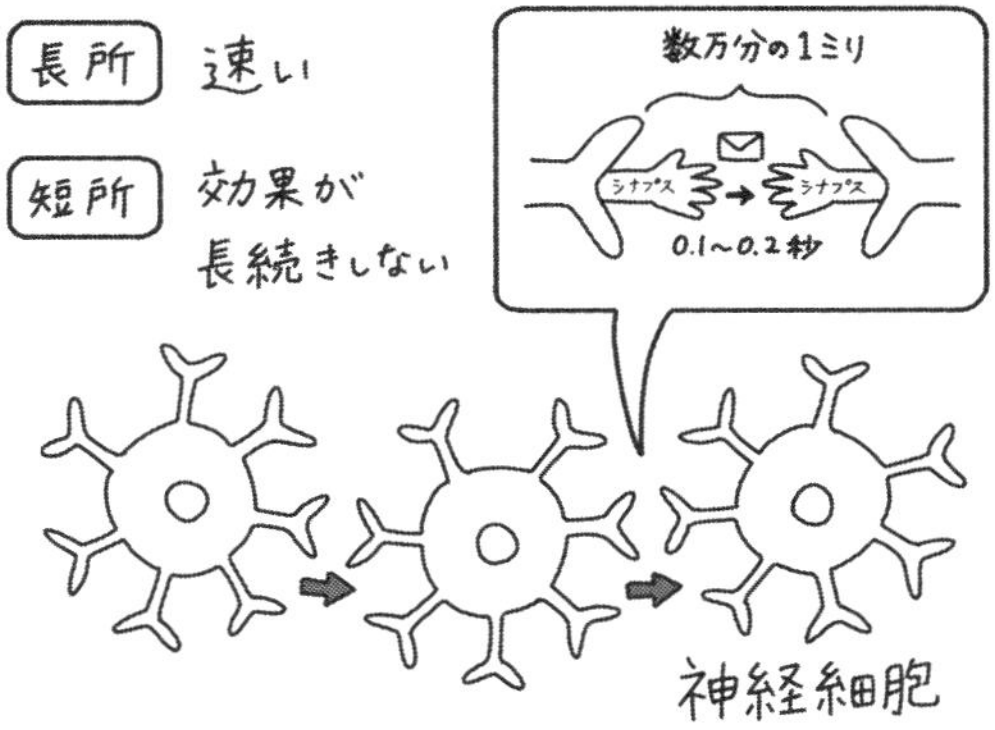

〔体のあちこちで分泌されて、血液を介して伝わるもの〕

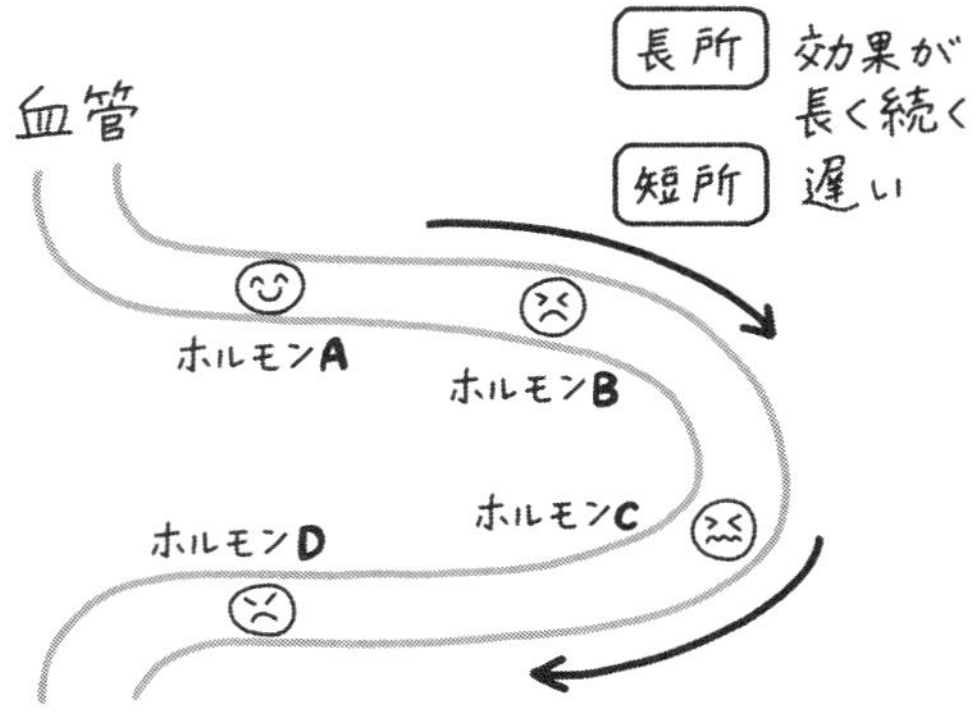

内の指令・合図＝「ホルモン」としてお伝えしていきます。人間社会に、メールや電話、FAX、手旗信号など、いろいろな伝達手段があるように、体にもいろいろな伝達手段があります。それらをひっくるめて、ホルモンと呼んでいると思ってください。

カギが開かないとホルモンは働かない

ホルモンが神経や血管というルートを通って情報を伝えるとき、その情報が迷子になることはないのでしょうか。

ホルモンは100種類以上あり、それぞれ1回に1つの情報しか届けることができません。そのため、情報を届ける目的地である「家」も100個以上あります。しかし、Aという家へ情報を届けなくてはいけないホルモンが、間違ってBという家に届けてしまう、ということはありません。

ここに、ホルモンの素晴らしさ、人体の神秘があります。実はホルモンには、間違った場所に情報が届いても誤作動しないように、ある仕組みが施されているのです。

それは、「カギ」の存在です。

〔ホルモンは「カギ」を開けないと作用しない〕

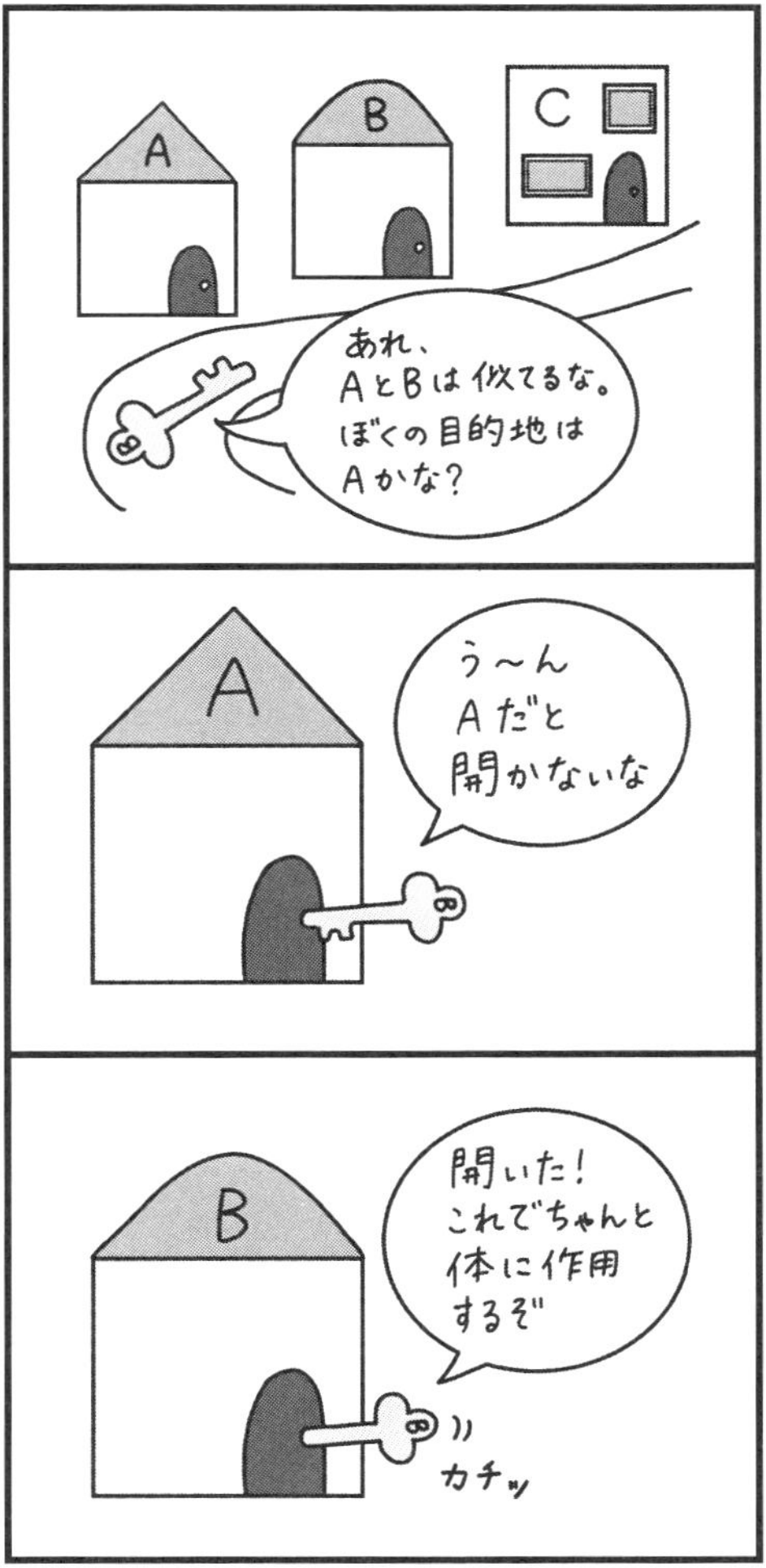
A
B
C
あれ、
AとBは似てるな。
ぼくの目的地は
Aかな？
A
う〜ん
Aだと
開かないな
B
開いた！
これでちゃんと
体に作用
するぞ
カチッ

情報の受け手である家にはカギがかかっていて、家によってカギの形が微妙に異なっています。つまり、ホルモンが作用するためには、カギを開けなくてはならず、そのカギは、Aというホルモンなら A の家のカギでしか開けられないようになっているのです。そして、カギが開くことによって初めてホルモンのスイッチが押され、体に作用していきます。ちなみに、家のカギ穴のことを正式には「受容体」と言います。

薬とは「偽物のカギ」のようなもの

カギを開けないと、ホルモンが作用しないようにできているなんて驚きですよね。そして、このカギの仕組みを利用して作られているのが薬です。薬は本物に近い偽物のカギのようなもの。

わかりやすく言えば、ホテルでも自分の部屋以外だと、カギ穴には入るけれど開かないということがあると思います。その、「入りはするけど開かない」というのが薬です。「もう入っていますよ」ということで、本物のカギが入れないようにブロックしてしまうのです。

たとえば、抗ヒスタミン薬。

体内にアレルギーの原因になる物質が侵入し、体内の細胞にくっつくと、中からヒスタミンという物質が飛び出して神経に伝わり「異物侵入」を知らせます。信号を受け取った脳は、くしゃみや鼻水などで異物を体外に出そうとします。

抗ヒスタミン薬は、ヒスタミンに形を似せて作られた偽物のカギで、ヒスタミンが出る前に先まわりしてカギ穴に入っておきます。本物に似すぎているとカギが開いてアレルギー症状が出てしまうため、似ているけれど違う、カギ穴に入りはするけれど開かないという、本当にギリギリのラインを目指して作られています。

薬を作るという事は非常に高度な技術なのですが、逆に抗ヒスタミン薬でヒスタミンをブロックしてしまうということは、たとえて言うなら家のセキュリティーセンサーをオフにしてしまうようなデメリットでもあります。

どういうことかと言うと、外部からの異物侵入報告に対して、ヒスタミンが分泌されてアラートを発することで、防衛のために涙が出たり、鼻水が出たり、くしゃみが出たりするわけです。せっかく体が反応して有害なものを排除しようとしているのに、そのサイン自体を止めてしまったら、自分で異変に気付けなくなります。そもそも、ヒスタミンには、日中の眠気を抑えたり、学習能力や記憶力を高めたりする働きもあります。「悪者が侵入したぞ！」と教えてくれたり、眠気を抑えて記憶力を高めてくれたりするヒスタミンは、かなりデキるヤツです。それにもかかわらず、教えてくれるのは迷惑とばかりに働きをつぶしてしまうのは、人体という大きなくくりでとらえると、もったいないことではないでしょうか。

もちろん、鼻水がダラダラ出ていたら仕事になりませんし、過剰に反応して症状が強く現れすぎていることもあるでしょう。とりあえず薬でなんとかしようとするのは仕方がないことかもしれません。

でも、本当はもっと根本的なアプローチを試みるべきだと、みなさん、わかっているはずです。対症療法ではなく、根本療法。体が本来持っている機能を整え、ホルモンが適切に作用するようにすることこそが大切ではないでしょうか。

薬では病気を根本的には治せない

私はもともと、製薬会社の研究室で血液関連の薬の開発をしていました。けれども、薬について学べば学ぶほど、「薬では治せない」という限界を感じました。結局、薬は対症療法にすぎないからです。私も最初は、薬というものを使ってさまざまな病気を治したいと思っていました。しかし、「いくら薬を作っても、治療していることにならないのではないか」と疑問を持つようになったのです。薬を処方しているかぎり、その人は治っていないので、治療していることにはならないからです。

セロトニンのところでも少しお話ししますが、鬱《うつ》病の患者さんに、私がおすすめできる薬はひとつもありません。落ち込みが強く、今にも自殺してしまいそうな方に、とりあえず薬を処方して精神を安定させてからカウンセリングをしていくという手はありますが、それをずっと続けていても鬱病は治りません。薬でいくらセロトニンを補充しても、自分の脳でちゃんと作れるようにならないと治ったとは言えないからです。

だから私は、今の医療現場を、対症療法から根本療法に変えるために独立をしました。きっかけのひとつに、祖父を看取ったことがあります。

製薬会社に勤めていたころ、初めて長い夏休みをとって帰省しました。私をかわいがってくれた祖父が危篤の状態にあったからです。

私は祖父の血圧を測ったり、手を握ったり、体をさすったり、血が通わなくなった足をマッサージしたりして「苦しくないかい。大丈夫だよ、僕がついているからね」と声をかけ続けました。むしむしとした熱帯夜、外ではセミの声が響き渡っていました。

看病を続ける私に、「雅ちゃんが診てくれるなんて、うれしいねぇ。立派になったねぇ」と祖父は言いました。そして、最期に「ありがとう」と手を合わせて旅立ちました。

入社以来、研究所に缶詰めになって実験ばかりしてきた私にとって、生身の体と向き合ったのは初めての経験でした。

手を取り、言葉をかける。

そんな簡単なことで人を勇気づけ、不調を和らげられるということに、私は衝撃を受けました。そして、こう思うようになったのです。

「不足しているものを薬で補うのではなく、もっと人に寄り添うことで、根本治療を目指したい」と。

そうして、脳科学や心理学、ツボ、アロマ、マッサージについて勉強し、食事や運動療法についても学び、鬱やアンガーマネジメントなど、さまざまなことについて研究を続けました。

医療現場は、縦割の社会です。目は眼科、消化器なら内科、花粉症は耳鼻咽喉科と、役割が決まっています。しかし、そのせいで「私は、何科へ行けばいいの」ということが往々にして起こります。私にも、咳が出るんだけど、呼吸器内科に行けばいいのか、耳鼻咽喉科に行けばいいのかわからないという経験があります。

原因がわからないときは、特定の分野に抜きん出た専門医よりさまざまな領域に関して幅広い知識と経験をつんだ方が多くの患者さんのためになると思ったのです。

だからこそ、私は薬学の知識をもとに、勉強したさまざまなことを総動員させて、人間の体全体にアプローチしたいと思っています。「血圧が高いから降圧剤を出しましょう」「血糖値が高いから下げる薬を飲みましょう」「足が痛いから痛み止めを出しましょう」では、何の意味もありません。薬で症状に対応するのではなく、「どうすれば治るのか」を考えて追求することが大切だし、まず患者さんの話を聞いて不安を取り除くことも医療なのだと思います。

麻薬がもたらす快感はドーパミンの100倍以上

再犯率が50%を超える麻薬や覚醒剤ですが、なぜやめられないのでしょうか。快楽をもたらすホルモンといえば、ドーパミンです。麻薬は、ドーパミンの100倍以上気持ちよくなるといわれています。なぜ、そんなことが起こるのでしょうか。

実はドーパミンは、分泌されたらある程度回収されます。カギを開け、受容体のスイッチを押した後、回収口を通って再利用されているのです。

麻薬の恐ろしさは、その回収口をふさいでしまうところにあります。どういうことかというと、回収口がないので受容体のスイッチを押した後も、何度も何度もスイッチを押し続け、凄まじい快感を生み出します。だから一度でも使うとやめられなくなるのです。さらに、使用を続けると受容体が少なくなり効きめが悪くなるので、量がどんどん増えて薬物依存になります。やがて、脳の機能も破壊されていきますので、いずれは廃人になります。

ストレスとか、パワハラとか、いろいろ辛いことがあって、今ここから逃げたいと思ったときに、たとえ麻薬で快楽を得たとしても、現実の自分も周囲も何も変わりません。

だからまたすぐに麻薬を打つ羽目になり、抜け出せなくなります。

ちなみに、なぜ麻薬には飲み薬がないのでしょうか。ドラマを見ても、麻薬は必ず自分で注射していますよね。

理由は、それが一番効くからです。

薬は腸で吸収されます。飲み薬は便利ですが、口から飲むと、胃から出る分解酵素などによって薬の効能が薄まります。だから、邪魔をされないようにカプセルの種類や厚みを変えて、効かせたいところまで効能が届くように工夫されていますが、あまり効果的とは言えません。

実は、意外にも効果的なのは座薬です。何にも邪魔をされずに、直接腸に届けることができるので、海外では座薬が主流です。でも、日本ではあまり受け入れられませんでした。やはり、口から入るところと、出るところとなると、肛門から薬を入れるというのは違和感があるようです。しかし、そうも言っていられない緊急性の高い「痛み」には座薬が出されます。

その中でも一番効果的なのが、注射です。注射することによって、血液に薬剤を直接注入できるので、なにも邪魔されず効果を100％享受できます。風邪薬を飲んでも効かないときは、「病院で注射打って来たら」と言われることがありますが、それは正しいと言えるでしょう。

なぜ大麻はたばこより毒性が低いのに違法なのか

よく、「なんで、大麻はたばこよりも毒性が低いのに、日本は合法じゃないの？」と議論されます。

たしかに、大麻はたばこよりも毒性が低いです。でも、大麻は覚せい剤への入り口なのです。これに対してたばこは、ただ摂取するニコチンの量が増えていくだけです。

たばこの中に入っているニコチンは、本来人間の体には存在しませんが、アセチルコリンそっくりなものに作られています。脳に入ったニコチンは「アセチルコリン受容体」のカギ穴に入り、その信号が伝わることで、快感ホルモンであるドーパミンが放出されます。「アセチルコリン受容体」は、アセチルコリンというカギでドアが開くはずなのですが、喫煙者の脳では、ニコチンがアセチルコリンの役割を乗っ取ってしまっているのです。

しかも、ニコチンは注射より速い4秒ほどで脳に届きます。こうして、たばこを吸うと手っ取り早くドーパミンが放出され快感が得られるので、いつしかたばこもやめられなくなります。

しかし、脳のメカニズムを知ることで「禁煙」ができるようになります。要はニコチンを摂取しなくても自然にドーパミンが出るようになればよいのです。そこで私が一番お勧めするのは、P156〜157の「背中を鍛える運動をすること」です。近年の研究で、運動は、禁煙に直接的によい効果があることがわかってきています。とはいえ、喫煙者はニコチンが欲しいだけなので、そこから麻薬に手を出すことはありません。

いっぽう、大麻を常用していると、もっと強い刺激が欲しくなってきます。そして、「大麻じゃもの足りない。もっと強い刺激が欲しい」と、覚せい剤にエスカレートしていくのです。

海外で大麻が合法なのは、移民の人々に労働してもらうためといったやむを得ない事情があるのです。労働してもらわないと国が成り立たないため、薬をエサにしているのです。

日本も、昔は覚せい剤が合法だったことをご存じでしょうか。「ヒロポン」という薬です。元は、風邪薬の開発中に生まれた副産物でしたが、研究者が有効活用の道を探ったところ、肉体の疲労感を消失させるということで疲労回復薬として流通が始まりました。太平洋戦争のときに、生産性の向上を目的として工場で働く人々に支給されたり、集中力が増すといって、B－29の迎撃にあたるパイロットに渡されたり、国が大々的に推奨していました。

しかし実際には、ただ脳を興奮させているだけ。血圧上昇、落ち着きのなさなどの副作用があり、長期間乱用すると、被害的な幻覚、妄想、意欲低下、脳萎縮など重大な症状が出てきます。

1951年に覚せい剤取締法が制定され、その後、ヒロポンは違法薬物となりましたが、それまでは近所の薬局で普通に買えたそうです。『サザエさん』の前身となるマンガにもヒロポンが登場し、ワカメとタラちゃんを思わせる子供たちが誤飲して、エヘラエヘラと笑う様子が描かれているほど、当たり前のものとされていました。

お酒を飲むと気持ちよくなるのもドーパミンの働き

お酒を飲んだときも、なんとなく気持ちよくなると思います。これには、ドーパミンが関係しています。

お酒を飲むと、体は次のように反応します。

・アルコールを飲む
←
・胃・小腸で吸収される
←
・約9割が肝臓で代謝される（顔面紅潮・吐き気を催す物質「アセトアルデヒド」を経て酢酸に分解される。酢酸は、さらに筋肉・脂肪組織などで水と二酸化炭素に分解される）
←

・残りの1割がそのままの形で血液中を循環する
↓
・脳に到達することで神経細胞に作用して酔う

つまり、アルコールが脳に到達することで「酔い」を感じるのです。

脳は、体の臓器の中でもとりわけ大事な場所なので、脳に至る血管に「血液脳関門」という分厚い脂肪の膜を張ることで、脳に異物が入りこまないようにできています。

ところが、アルコールは脂肪に溶けるため、この膜をすり抜けて脳に入りこみます。

こうして脳に侵入したアルコールは、ドーパミンの働きを抑える神経伝達物質の作用を抑制します。その結果、ドーパミンの働きが高まり、気分が高揚するのです。

ふだんはおとなしいのに、酔っぱらうと、やけに絡んでくる人がいますよね。実は、ドーパミンには快感を与えるほか、攻撃性を上昇させる働きもあるので、いわゆる絡み酒になってしまい、日常的にストレスが多い場合「酒乱」に発展する可能性もあります。

物質が脳に侵入するということは、さまざまなリスクをはらんでいます。アルコールの摂取量が過剰になると、中枢と末梢の神経に合併症が起こりやすくなります。

たとえば、アルツハイマー病。アルコールとアルツハイマー病の関係性は、まだ結論が出ていませんが、興味深い研究データがあります。

認知症全体に対するアルコールの影響について、スウェーデンの双子1万2326名を43年間追跡調査したものです。それによると、壮年期の1日あたりのお酒の量が相応（12g）を超えると、後年、認知症のリスクが増加することが示されました。ちなみに、アルコール10gは、ビールでは250ml、ワインでは100mlに相当します。

少量のお酒はリラックス効果をもたらすなど、体によい面もありますが、何事も多すぎるというのはよくありません。

野菜だけ食べて肉を食べないと鬱病になりやすい

野菜はビタミンやミネラルが多く体に大切な食べものですが、そればかりだと「心の病気」になってしまいます。

肉を食べないベジタリアンは、感情をコントロールする脳内ホルモンであるセロトニンを作る材料が不足するため、鬱病になりやすい傾向があります。

アメリカとイギリスの共同チームが、ある調査を行いました。菜食中心の食生活が精神衛生にどのような影響を及ぼすかという調査です。

イギリスで自己申告された約1万人の食生活データを分析したところ、菜食主義だと答えた人は肉を食べる人に比べて鬱病になるリスクが高いことがわかりました。自己申告なので、自称菜食主義者の中には肉を食べている人もいるかもしれません。とはいえ、菜食中心の食生活と精神衛生の関連性は無視できないものがあると言えるでしょう。

そのため、ベジタリアンの方は食事の内容に、少し工夫をすることが大切だと思います。

セロトニンは、食事から得るアミノ酸のトリプトファンとビタミンB_6により脳内で作られます。トリプトファンは大豆で摂取できますが、ビタミンB_6は肉や魚などに多く含まれているため、意識して摂らないと、どんどん不足する恐れがあります。野菜や果物の中では、とうがらし、にんにく、バナナなどに多く含まれているので、ベジタリアンの方は積極的に摂っていただきたいです。

また、ベジタリアンは、鬱病になりやすいだけではなく、実は糖尿病にもなりやすい傾向があることもわかっています。

糖尿病は、食後に増加した血糖を処理できずに高血糖になる病気です。本来、食事によって血糖値が上昇すると、すい臓からインスリンというホルモンが分泌されて血糖をとりこみ、エネルギーとして利用したりタンパク質の合成や細胞の増殖を促したりします。しかし、ベジタリアンはインスリンを上手に分泌できません。インスリンの材料であるアミノ酸が不足する傾向にあるからです。

ベジタリアンは、どうしてアミノ酸が不足しやすいのでしょうか。

アミノ酸は20種類あり、そのうちの9種類は人体では生成できないため、食事で補わなくてはいけません。開業医でスポーツ栄養士のブランドン・メントル医師は、「動物性タンパク質はこの9種類をカバーするけれど、植物や野菜などのシンプルな有機体は、必ずしも全種類カバーできるとは限らない」と警鐘を鳴らしています。

これは、インドが糖尿病大国であることとも関係していると思います。2045年にはインドの糖尿病患者数は1億2000万人に達して、世界一になると予測されています。そのころ、インドの人口は約16億人と予測されているので、約13人に1人が糖尿病患者になるという計算になります。インドは、宗教上の問題で菜食主義者が多いため、糖尿病のリスクを高めているのではないかと、私は懸念しています。

ホルモンはどんな成分でできているのか

詳しくはのちほどお話ししますが、セロトニンを作るには、豚肉を食べるのが効率的です。それでは、他のホルモンの材料は何なのでしょうか。

ホルモンは、化学構造的に「アミノ酸系」と「コレステロール系」に分けられます。「ノルアドレナリン・アドレナリン」「ドーパミン」もアミノ酸系なので、とにかく肉を食べておけば材料は足りますが、これらの他に挙げるなら、鰹節、チーズ、大豆、すじこ、たらこなどがよいでしょう。ちなみに、ドーパミンはノルアドレナリンの原料になります。ドーパミンがノルアドレナリンを作り、ノルアドレナリンが分泌されるとアドレナリンが出ます。

「コレステロール系」のホルモンの材料は、脂です。卵・魚介類・レバー・ラードなど

〔ホルモンが分泌される部位〕

脳
◎ドーパミン
◎ノルアドレナリン
◎セロトニン
◎オレキシン
◎メラトニン

下垂体
◎成長ホルモン
◎オキシトシン
◎プロラクチン
◎バソプレッシン

皮膚
◆ビタミンD

甲状腺
◎甲状腺ホルモン
◎カルシトニン

副甲状腺
◎副甲状腺ホルモン

血管
◎一酸化窒素

心臓
◎ナトリウム利尿ペプチド

肝臓
◆胆汁酸
◎アンジオテンシンII

副腎
〔髄質〕
◎アドレナリン
〔皮質〕
◆コルチゾール
◆アルドステロン

胃
◎グレリン

すい臓
◎インスリン
◎グルカゴン

腎臓
◎エリスロポイエチン

腸
◎セロトニン
◎インクレチン（GLP-1、GIP）

卵巣
◆プロゲステロン
◆エストロゲン
◆テストステロン

精巣
◆テストステロン

脂肪細胞
◎レプチン
◆プロゲステロン
◆エストロゲン

◎アミノ酸系ホルモン　◆コレステロール系ホルモン

〔ホルモンの働き〕

- ●ドーパミン……快楽をつかさどる
- ●ノルアドレナリン……意欲や活動性をつかさどる
- ●セロトニン……理性や感情をコントロール
- ●オレキシン……脳を覚醒させる
- ●メラトニン……眠りを促す
- ●ナトリウム利尿ペプチド……血管を広げる
- ◆胆汁酸……代謝を上げる
- ●アンジオテンシンⅡ……塩分不足を知らせる
- ●インスリン……血糖値を下げる
- ●グルカゴン……血糖値を上げる
- ●エリスロポイエチン……貧血を防ぐ
- ◆プロゲステロン……妊娠しやすい環境を整える
- ◆エストロゲン……女性らしい体を作る
- ◆テストステロン……男らしさを育む
- ●成長ホルモン……新陳代謝を促す
- ●オキシトシン……愛情を感じさせる
- ●プロラクチン……乳腺の発達を促す
- ●バソプレッシン……尿が出すぎるのを防ぐ
- ●甲状腺ホルモン……栄養素をエネルギーに換える
- ●カルシトニン……骨の形成を促す
- ●副甲状腺ホルモン……カルシウムの量を調節する
- ●一酸化窒素……血管を健康に保つ
- ●アドレナリン……やる気を高める
- ◆コルチゾール……ストレスに対抗する
- ◆アルドステロン……塩分をためこむ
- ●グレリン……食欲を刺激する
- ●インクレチン……食欲を抑える
- ●レプチン……満腹感を与える

●アミノ酸系ホルモン　◆コレステロール系ホルモン

がよいと思います。コレステロール系のホルモンの代表格は、男性ホルモン、女性ホルモンなどの性ホルモンです。

女性の方は経験があるかもしれませんが、ダイエット目的で脂質を抜くと、乾燥肌になり髪の毛もパサパサになると思います。女性ホルモンには美しい髪の毛を作り肌ツヤをよくする働きもあるので、材料が不足すると髪のダメージと肌のうるおいが失われてしまうのです。

体脂肪率を極度に落とそうとすると、生理が止まることもあります。体脂肪率というのは、体全体に占める脂肪の割合です。体脂肪率が15%だと黄色信号、13%を切ると赤信号です。絶対に15%を切らないようにして下さい。アスリートの方は、もっと体脂肪率が低いので、妊娠・出産という未来を考えるといろいろと複雑です。選手生命を短くして早めに子供を産むのか、それとも、出産できないリスクを承知のうえで世界一を目指すのか……。犠牲にするものが、男性アスリートとは全く違うのです。

「悪玉コレステロール」も悪者ではない

よく高血圧や動脈硬化の犯人として出てくる名前が「コレステロール」です。中でも悪者扱いされているのが、悪玉コレステロールと呼ばれるＬＤＬ。

そのため昔から、健康のためにもコレステロールを減らしましょうといわれます。そんな悪玉コレステロールが、実際には自分の肝臓で作られているって知っていましたか？　わざわざ自分の体で作っているわけですから、悪者どころかむしろ、人体にとってなくてはならない非常に大切なものです。

まずは、コレステロールの働きをいくつかご紹介します。

①全身の細胞ひとつひとつの細胞膜の原料です。ですから、コレステロールがないと細胞分裂はできず、新しい細胞が作られなくなってしまいます。

②男女共通の性ホルモンや副腎皮質ホルモンなどあらゆるホルモンの原料にもなっています。

③骨の成長には欠かせないビタミンDの原料にもなっています。

つまり、人間はコレステロールがなければ生きていけないのです。

コレステロールは、70～80％は肝臓で作られ、あとはコレステロールを含んだ食品を食べることで補っています。

たとえコレステロールを含む大量の食品を食べたとしても、肝臓が作るのを控えて常に一定の量になるように調整をしています。ですから、ちゃんと運動をして消費されている限り、食事の摂取がコレステロールの値に反映されることはありません。

コレステロールが悪者ではないということは、今や世界の常識です。２０１５年２月、アメリカ政府の食生活ガイドライン諮問委員会によって「コレステロールの摂取は健康に影響しない」という見解が示されました。厚生労働省も、18歳以上の男性は１日７５０mgまで、女性は６００mgまでと設定していた摂取制限を現在は撤廃しています。

それにもかかわらず、今も病院では、コレステロールを下げる薬が普通に処方されています。処方されるコレステロールの薬は、肝臓でのコレステロール生成を抑えるというもの。それは全身の細胞の再生を抑制し、大切な役割をするホルモンの生成すら危うくさせます。さらには、骨ももろくなるわけですから、デメリットのほうが多くなってしまうのです。

だから、今私たちにできることは、薬に頼らない生活をするために、運動や食事など自分にできることから始めてみることです。

アメリカ人が日本人よりも快活なのはセロトニンのせい

日本人は真面目、アメリカ人は快活など、人種によってある程度、個性が確立されています。実は、これにもホルモンが関係しています。

たとえば、セロトニン。

タンパク質の遺伝子に着目すると、セロトニンを有効利用しやすい組み合わせを持つ人は、日本人では3％、アメリカ人では32％という研究結果があります。つまり、アメリカ人は日本人の10倍もセロトニンを味方につけているのです。

たしかに、日本人は、くよくよ悩むところがありますが、アメリカ人は、「おいおい、そんなことで悩んでいるのかい。陽気にいこうぜ」というようなタイプが多いような気がしませんか。初対面の相手を前にしても、日本人なら、「苗字にさん付け」が当たり前ですが、アメリカ人は「ヘイ、ボブ」という感じです。

また、セロトニンが多いと不安な気持ちが和らぐので、リスクを恐れず挑戦しやすくなります。日本には、1つの会社に勤め続けることが美徳とされる風潮がありますが、アメリカでは、転職するほど評価が高まります。

特定の遺伝子が、民族や人種間の個性の差に影響をおよぼしているというのは、とても興味深いです。また、人種によって食生活にも大いに関係しています。

外国人は肉をよく食べますが、先述したように、セロトニンを作る材料は肉に多く含まれます。肉という材料がないと、いくらホルモンのスイッチを押しても分泌しようがありません。

肉の中でも、最も効率のよいのは豚肉です。それはトリプトファンとビタミンB_6の両方を含んでいるからです。実は、セロトニンはトリプトファンとビタミンB_6を原料に脳内の「ほう線核」という部分で合成されて作られるため、トリプトファンと、ビタミンB_6の両方が必要なのです。

トリプトファンというのは、聞きなれない言葉かもしれません。

トリプトファンはタンパク質に含まれる必須アミノ酸のひとつです。体内では生成できないため、食べ物から摂る必要があります。野菜や果物にはほとんど含まれておらず、肉や魚、乳製品、大豆などに多く含まれています。

ビタミンB_6は、水に溶ける水溶性のビタミンの1つです。タンパク質からエネルギーを産生したり、筋肉や血液などが作られたりするときに働いています。肉や魚のほか、果物ではバナナに比較的多く含まれています。

この両方を含んでいるのが豚肉になります。

豚肉の中でも、特に加工肉がおすすめです。セロトニンを効率よく生み出すという意味では、とてもよいです。加工肉は、豚肉の水分を抜いて作られているので、生肉と同じグラム数を食べた場合、肉そのものをたくさん食べられるからです。具体的には、1日80gぐらいを目安に摂れば充分です。

なお、2015年にWHO(世界保健機関)の専門組織である国際がん研究機関(IARC)が、ハムやソーセージなどの加工肉を「発がん性がある物質」に分類しました。ですが、これは必ずしも「発がんリスク」が大きいということではありません。また加工肉といっても食品によって製法、含まれる食塩や化学物質の量などが違い、発がんに至る因果関係はまだ解明されていません。

国立がん研究センターが行った日本人のみを対象にした研究結果などを踏まえると、日本人が一般的に食べる量であれば、「加工肉はすべて避けるべきだ」とは言えない状況です。それよりは、加工肉を一切食べずにたんぱく質が不足してしまうデメリットのほうが大きいと思います。

特定の食品「だけ食べる」「だけ食べない」ではなく、バランスのとれた食事を心がけましょう。

第2章 ホルモンを操って仕事力を高める

仕事の底力はホルモンで決まる

最近、以前ほど仕事に対してモチベーションが上がらないということはありませんか。


「明朝、資料提出の締め切りなのに、結局取り掛かったのが夜中になってからだった」

「そういえば部長に新しい企画を考えるように言われてたな。3本出すつもりだったけど、最低1本出せばいいか……」

「憂鬱な予定が待ち構えていると、体が動かなくなる」

「資格の教本を買ったはいいけど、全然読めてない」

「上司にきついことを言われると、気になって余計に仕事が遅くなる」


このように、なんとなくやる気が出なくて、漠然と「このままでいいのだろうか」と感じることがあるかもしれません。

いったい、あなたの体の中に何が起きているのでしょうか。

実は、あなたと仕事との関係性には、ホルモンが影響を与えています。もしも今のあなたが、思うように仕事と向き合えていない場合、それは環境のせいでも、あなたの能力が足りていないからでも、心が弱いからでもありません。問題は、あなたの体の中で起こっています。

組織を変革したり、職を変えたりするのは大変ですが、あなた自身のことは自分でハンドリングできます。ホルモンの特性を知り、利用することで、思い通りに事を運べるようになる可能性があるのです。

そして、ホルモンは誰の体にも備わっています。つまり、あなたにも、あなたの上司にも部下にも、取引先の人にも、全ての人に備わっています。したがって、自分のホルモンだけではなく、周りの人間のホルモンも味方につければ、格段に仕事がしやすくなります。

この章では、ホルモンを味方につけて仕事の能率を上げる方法をご紹介していきます。

守るものがあると頑張れるのはオキシトシンが出るから

仕事を頑張る動機や目的は、人によってさまざまです。でも、辛くてくじけそうになったとき、踏ん張れるか踏ん張れないかを分けるものがあります。

それは、「守るものがあるか」です。

人は、守るものがあると頑張れます。これは生物学的に男性のほうが、顕著に特性が現れます。もっと頑張ろうと思って、戦闘能力も上がります。なぜなら、それによって「オキシトシン」というホルモンが分泌されるからです。

オキシトシンは愛情や信頼の感情を呼び起こす作用があるので「愛情ホルモン」と呼ばれています。

このホルモンは、昔から二つの役割があることで知られていました。

一つは、出産をするときに子宮を収縮させて出産を促すことです。陣痛促進剤の中身はオキシトシンです。

もう一つは、出産した後に母乳を分泌することです。赤ちゃんがお母さんの乳首を吸うと、それがスイッチになって脳からオキシトシンが分泌され、母乳が合成されます。

それと同時に「なんて可愛いんだろう」という母性がわき出る仕組みになっています。「子供は苦手で嫌いだったけど、自分の子を産んでみたら可愛くて」という話を聞くことがありますが、これはオキシトシン効果です。

しかし、ここ10年間ほどの研究により、オキシトシンは母親だけが出すものではなく、母親になっていない女性も、さらには男性も分泌していることがわかってきました。

大切な誰かと、手をつないだり抱き合ったりすると、愛おしく感じ、守ってあげたいと思いますよね。そのとき分泌されているのがオキシトシンです。

スポーツ選手は、20代前半くらいで結婚するケースが多くみられます。それは、ホルモンの観点からみると素晴らしい選択だと言えます。早くから、奥さんや子供など守るべき存在を持つことで、もっと頑張ろうとオキシトシンが分泌され、馬力が上がるからです。

会社員の方でも、郊外に家を建てて、通勤に1〜2時間かけて通っている人がいます。独身の方には想像がつかないかもしれませんが、帰って子供の寝顔を見て「可愛い、守りたい」となるから、明日も頑張るぞと思えるわけです。

高めの家賃、上質な万年筆……ちょっとの背伸びが大事

そうやって、自分の城を持って、外壁を作って守り固めることによって、オキシトシンだけではなくドーパミンなど、やる気につながるホルモンがたくさん分泌されるようになります。仕事という戦場で闘う基礎体力がつくとともに、傷ついたら体を休める「宿」を持つことで、闘っては休んで体力を回復し、また闘っては休んで……を繰り返すことができます。これが、レベルアップにつながるのです。戦闘能力は、闘い続けなくては上がりません。そのために必要なのが「守るもの」なのです。守るものがあると人は強くなります。「現在恋人もいないし、まだ結婚する気にはなれないなぁ」と言う方がいるかもしれませんが、「守るもの」は、「背負うもの」として応用できます。

たとえば次のようなものです。

・ちょっとイイ車を買う
・ギリギリ家賃を払えるくらいの、ワンランク上の家に住む
・思い切ってローンで家を買う

要は、少し無理をして金銭的な負担を背負うということです。芸人さんの間では「少し売れたら高い家賃の家に引っ越せ」と言われているそうですが、それも、背負うことで「本気」や「覚悟」のやる気ホルモンが出ることを知っているからでしょう。

もちろん、やりすぎは禁物で、月収40万円で30万円の家賃の家を借りるなど、ハードルをあげればオキシトシンが出るというわけではありません。少し無理をすれば手が届くところを設定することがポイントで、自分を駆り立てれば今の生活レベルが少し上げられるという状況において、頑張るホルモンが分泌されるのです。家賃で言うなら、一般的には収入の30%が目安とされているので、35〜40%ぐらいの、「ちょっと頑張れば何とかなる」というラインがよいでしょう。

さらなる応用編としては、次のような行動もあります。

・良質な服（スーツ）を着る
・上質な万年筆を1本持っておく

・尊敬できる人の行動を真似して実行する
・上司に「10」期待された仕事に「12」のパフォーマンスを発揮する

これも、「ちょっと背伸びをする」ということです。

この背伸びをすることが非常に大事で、その背伸びに自分が追いついたら、もっとレベルアップしようと無意識に努力するようになります。よくゴルフなどで、お気に入りのプロのスウィングを真似しますよね。これも自分とプロレベルの差を少しでも縮めて、早く上手くなりたいと思っているからです。これを思わせているのもホルモンの力です。

人は、同じレベルの所にいては成長しません。一歩上を見ることで、自然とモチベーションも高まるのです。

背伸びをする。これこそが、レベルを上げる最も効率のよい近道なのです。

人は、頭に思い描いたことしか実現できません。それは裏を返すと、思い描くことができれば、叶う可能性があるということ。ホルモンが、それを叶えてくれるのです。

部下に悩みを相談されたらまず「ありがとう」と言う

後輩や部下を育てるというのはとても難しいことです。仕事に対する考え方が甘かったり、簡単なことでミスをしたり、ちょっと注意したら会社を休まれたり。どのように接すればいいか頭を悩ましている方も多いのではないでしょうか。

たとえば、部下に悩みを相談されたとします。

部下Ａ「実は、ご相談があるんです」
あなた「どうしたの？」
部下Ａ「仕事が合ってないような気がして、辞めようかどうか迷っているんです」
あなた「〇〇〇〇」

さて、あなたが発するべき言葉は何でしょうか。
具体的アドバイスではなく、まず、かけるべき言葉として考えてみてください。
答えはこうです。

「話してくれてありがとう」

相談した人は、受け入れてもらったことに信頼感を持ち、愛情ホルモンのオキシトシンを分泌するのです。また、オキシトシンが分泌されると、実はセロトニンを活性化することにもつながります。オキシトシンとセロトニンが分泌されることによって、不安な気持ちが抑えられ、平常心を取り戻すことができるので、相談者は冷静に自分の気持ちを伝えられるでしょう。

あなた自身も、「ありがとう、よく話してくれたね」と、まずは感謝することによって、オキシトシンを分泌することができます。「何があったの？」と、理由を早く聞きたくなりますが、その気持ちをぐっとこらえて、まずは「ありがとう」と言いましょう。そうやって互いにひと呼吸置くことで、落ち着いて話し合うことができます。そして「頼りになる上司」として、相手のあなたに対する信頼感は増していくでしょう。

やる気がない部下にはテストステロン・スイッチを押してあげる

部下のモチベーションを高めるのも、上司の役割の1つです。けれども、なかなか仕事に対して積極性を見せない人もいます。

たとえば、次のようなタイプです。

・指示されたことしかしない
・電話が鳴ってもとらない
・ストレス耐性が弱い
・「いや、俺はいいっすから」など敬語が使えていない

しかし、これは決して本人が悪いわけではありません。成長過程において、あるホルモンが適切に分泌されなかったことが大きく関係しているのです。

それは、テストステロンです。

テストステロンは男性ホルモンの一種で、男らしい筋肉や骨格を作ったり、ひげや体

毛を濃くしたりする働きがあります。また、テストステロンが多い人ほど、競争意識が強い傾向にあります。つまり、ガンガンいくタイプです。女性は男性に比べてテストステロンの分泌が少ないため、生物的な性格は平和主義で、競い合うことをよしとしない傾向があります。

テストステロンは、胎児期や思春期に最も多く分泌されます。ところが、その大事な時期に「人と比べることをやめよう」と言って、成績の順位を貼り出すことをやめたり、運動会で順位をつけないなど、適度な競争の場を経験しないと、大人になってもテストステロンが分泌されにくくなってしまうのです。

そのような環境で育った人は、社会に出たときに、ナンバーワンよりもオンリーワンの志向が強くなるため、たとえば大切なコンペがあっても「誰にも勝とうと思ってませんから。俺は俺なんで」とか、「勝つために頑張るのって違うと思います」というような考え方になりやすくなります。また社会に出て初めて、営業成績を毎日貼り出されるなどの「競争」を体験すると、テストステロンをうまく分泌させることができず、心を病んでしまう人もいます。

では、どうすればいいか。

すでにテストステロンが不足している部下を前に、あなたができることは何なのでしょうか。

それは、テストステロンのスイッチを押してあげることに他なりません。

たとえば、急ぎの仕事を頼みたいとき。

【NG例】

あなた「悪いんだけど、この報告書、15時までに仕上げてくれる？」

部下「すみません、他にもやることがあるので無理です」

【OK例】

あなた「君に任せたい仕事があるんだけど、う〜ん、どうしようかな。いや、これね、報告書なんだけど、非常に重要な案件なんだよ。しかも15時までに仕上げなくてはいけないから、スピードも求められる難しい仕事なんだ。無理ならB君に頼むけど、どうかなぁ、できそうかなぁ？」

部下「大丈夫です。できます」

テストステロンは、言い換えるなら「負けるなホルモン」です。だから、最初からお願いすることが決定事項なのではなく「できそう？」とあえて本人に判断を任せることで、「できないもんか」という負けん気を発動させるのです。また、高度なテクニックですが、誰かを引き合いに出して競争心をあおりつつ、「先に君にこのお願いを持ってきたんだ」というように自尊心をくすぐると分泌されやすくなります。

「負けるなホルモン」が働かないときは自尊心をくすぐる

しかし、もちろん万人に通用するわけではありません。「君は、本当はできる子なのに」という方向性で伸ばそうとしても、テストステロンの分泌量が生まれつき少量で、スイッチが鈍感になっている人もいるからです。

さて、それでは「負けるなホルモン」が作用しない相手とは、どのように向き合っていけばいいでしょうか。

その場合は、自尊心をくすぐることにさらにフォーカスするとよいでしょう。

たとえば、部下の企画がコンペを通ったとき。あなたは部下をどのように褒めますか？

【NG例】

「よく頑張ったな！」

【OK例】

「すごいね。あの企画書をかけるのは君しかいないよ」

褒めるにしても、ただ褒めるのではなく、相手を認めてあげることが大切です。相手を認めるということは、「あなたは私に影響を与えた」ということを示すことです。人間は、認めてもらうことに喜びを感じる生き物です。

たとえば赤いネクタイをしている人に対しても、「赤が似合うね」ではなく、「君の赤のネクタイが素敵だから、僕も欲しくなってきたよ」というように、誰にでも言える言葉ではなく、自分がその人から影響を受けているということを伝えるとテストステロンのスイッチを押しやすくなります。

仕事においても、100%できていないとしても80%できているなら、そこはしっかり認めてあげる。そうすると、相手の脳内ではドーパミンも分泌されるようになるので、もっと頑張ろうという意欲がわいてきます。

ただ「君ならできるよ」と言うだけでは効果なし

テニスの大坂なおみ選手が4大大会のうちの全米と全豪オープンで初優勝しました。大坂選手の快進撃には前コーチの存在が大きかったと思います。

以前から、試合でミスが多くなり始め弱気になってくると、コーチは大坂選手の横に座るのではなく、向かい合って大坂選手の目を見ながら「僕は君ができると信じているよ、大丈夫！」と声をかけていました。「君ならできる！」と言われることで、自分自身を信じて、最後まで攻め続けて勝つことができました。この「褒めて育てる」方法こそが、実はやる気スイッチを入れるということなのです。

ただ闇雲に「君ならできるよ」と言っても、やる気にはなりません。まずは、部下（相手）に考えさせて、自ら結論が出せるように援助する↓自分が考えたことが上手くいった↓自信につながり「やる気スイッチ」が入る！　という流れが必要です。

【NG例】
「もっと頑張って売り上げを上げろ！」

【OK例】
「売り上げを上げるには、君はどうしたらいいと思う？」

【NG例】
「どうして部下を育てようとしないんだ！」

【OK例】
「どうしたら部下が育つと思う？」

【NG例】

「仕事がツライ？　メリットがない？　何を言っているんだ（怒）」

【OK例】

「ツライのはどの部分だい？　どうなったらメリットを感じるんだい？」

※全ての会話の最後を「君ならできるよ！」に持っていく

「仕事が上手くいった」→「気持ちがいい」。これらは全て、脳の報酬ホルモンである〝ドーパミン〟が働き、気持ちいいという感覚を得て、また報酬をもらおうと努力することにつながるのです。

「褒める」＋「認める」で親近感・信頼感が増す

それでは、次は部下と上司である自分、また子供と父親である自分、妻と夫である自分など、相手が「気持ちがいい」となる、もっと親近感や信頼感が増す方法をお教えします。

今までは「褒める」といいよ、という話をしてきましたが、その「褒める」言葉の中に「僕はこう感じたよ」をプラスしてみてください。

【NG例】

「売り上げが20％上がったね」

【OK例】

「君のおかげで、売り上げが20％も上がったよ。ありがとう」

【NG例】

「仕事が早いな」

【OK例】

「いつも仕事が早くて本当に助かるよ！」

【NG例】

「100点取ったんだって？　よく頑張ったな」

【OK例】

「100点取ったんだって？　お父さん嬉しいな〜」


【NG例】

「髪切ったんだね」

【OK例】

「その髪型すごく素敵だよ」


ただ、「売り上げが上がった」と事実を言っているだけでは、相手は喜びません。これに対して、「君のおかげで〜」「ありがとう」を入れて褒めることで、脳への報酬ドーパミンが出て、相手はやる気になるのです。子供に対しても「100点取ったんだってね」も事実を言っているだけですので、そこに「大人の僕が子供の君に影響を受けてこう感じたよ」という、認める気持ちを加えて言葉にしてください。人は「誰かが認めてくれた」と感じると愛情ホルモン〝オキシトシン〟が脳内に分泌され、親近感や信頼感が増すだけではなく、ストレスがなくなり、幸福感を覚えることができるのです。

これは、本当に効果がありますので、部下や後輩、奥様や子供に対して「あなたが必要です」「あなたの頑張りをいつも見てますよ」という気持ちを言葉に入れて、ぜひ今日からやってみてください。

「すごい！」は男をやる気にさせる魔法の言葉

今まで、褒め方についてお話ししましたが、急にできるものではありませんし、なかなか褒め言葉も出てきませんよね。私も最初はそうでした。だんだん慣れてきて褒め言葉が自然に出てくるまで、まずは、この言葉を使ってみてください。それが「すごい！」です。

これを言われて嬉しくならない人はいません。

しかも、この言葉が特に刺さるのが年齢は関係なく「男」です。これだけで、やる気ホルモン〝テストステロン〟と快感ホルモン〝ドーパミン〟がドバッと出てくる魔法の言葉です。

【NG例】
父親「車に荷物を積んでくれないか？」
子供「え〜やだ〜めんどくさい」

【OK例】
父親「この荷物、車に積んでほしいんだけど、重いから無理かな〜？　できる？」
子供「できるよ！　なんだ軽いじゃん」
父親「おっすごいな〜。じゃ、これも頼んでいい？」
子供「任せて！」

【NG例】
上司「この仕事、今日中にやってもらいたいんだけど」

部下「え〜、無理ですよ」

【OK例】

上司「この仕事、今日中に終わらせたいんだけど、君にはまだ荷が重いかな？」
部下「やらせてください！　やってみます」↓全部できなくても
上司「すごいな〜！　ここまでできたのか。あとは、こちらでやるよ。また君に、お願いするよ。本当に助かったよ」

ＯＫ例でもわかるように「すごい！」を使うときのコツは、〜できる？　お前には無理じゃないか？　を先に使うことです。このような言葉は、男のプライドに火をつけるので、がぜん頑張るはずです。そして、１００％できなくてもいいので、「すごい！」という魔法の言葉をかけてあげてください。

年をとってもテストステロンを分泌させるスイッチとは？

テストステロンは、男性らしい体を育むだけではなく、バリバリ仕事を進めていく、男前な生き方をサポートするホルモンです。
しかし、テストステロンは20歳前後をピークに、加齢とともに減少していき、スイッチが入りにくくなっていきます。すると、次のような症状が現れます。

【精神的な症状】
・疲れがとれない
・イライラしやすい
・集中力が低下する
・記憶力が低下する
・性欲が減退する
・ちょっとしたことで不安になる

【肉体的症状】
・ぐっすり眠れない

・筋力が低下する
・汗をかきやすい
・頭痛、めまい、耳鳴りがする
・性機能が低下する
・トイレに行く回数が増える

これらは、「男性更年期障害」の症状と重なるため医学上は、LOH症候群（加齢男性性腺機能低下症候群）と呼ばれています。もし、あなたが少しでも当てはまるようなら、テストステロンの分泌量が減ってきているのかもしれません。

でも、大丈夫！ あきらめる必要はありません。

テストステロンの分泌は、筋肉に刺激を与えることで高まることがわかっています。筋トレというのは、あえて筋繊維を傷つけて修復させ、筋繊維を太くすることで筋肥大させているのですが、その修復のときにテストステロンが分泌されるのです。

先ほど、テストステロンは、年齢とともに落ちていくと言いましたが、年をとるにつれてテストステロンを使わなくなるため、体としては作る必要がなくなります。テストステロンが年齢とともに落ちていくのは当たり前なことです。

では、どうしたら効率よくテストステロンを分泌させることができるのか。

答えは、体の中の大きな筋肉を刺激することが一番の近道です。つまり、背中の筋肉刺激がテストステロンのスイッチになるわけです。したがって、テストステロンを効率よく分泌させたいのであれば、P156〜157でご紹介する体操をすれば大丈夫。そのほかにも背中には、たくさんのスイッチが隠されています。

ハゲは優秀なリーダーである証

日本人の成人男性のうち3人に1人、およそ4000万人が薄毛の悩みを持つと言われています。現代の日本では、ハゲはネガティブに捉えられがちです。しかし、歴史上の偉人を見ても、現在の成功者を見ても、非常にハゲが多いのです。

しかし、これは偶然ではありません。

やはり、男性ホルモンが強いとハゲるのは本当だからです。戦国時代では、国取り合戦で争いに勝ち、皆からも尊敬されている人が、時代を代表するリーダーになっています。そこから時代は流れ、現代でハゲている人たちは、この優秀な偉人の子孫であり、組織を統率して仲間から尊敬される才能があるという証なのです。

それでも、男性ホルモンは維持しながら、薄毛予防をしたい方は……重要になるのが、血流・食事・睡眠です。

中でも重要なのが、髪の毛を作るもとになっている食事＝栄養です。髪の毛はアミノ酸でできたタンパク質ですから、まず土台となるアミノ酸は欠かせない栄養素です。しかし誤ったダイエットの知識で「野菜中心」の食生活になり、タンパク質が体に入ってこないことで髪のトラブルになっているとしたら、本末転倒です。

タンパク質には、動物性の肉・魚・卵・牛乳などや植物性の大豆がありますが、中でも人間の体内では作ることができず、食品からしか摂れない必須アミノ酸を多く含んでいるのが動物性タンパク質です。

ぜひ、これからは動物性タンパク質を中心に野菜や脂肪分をバランスよく摂ってください。

あなたはテストステロン型？　バソプレッシン型？

「この仕事は、本当に自分に向いているのだろうか」
「憧れのあの職業に転職したら、成功するだろうか」
「自分が何をしたいのかわからないし、何が向いているのかもわからない」

自分が輝ける場所を見つけられるかどうかは、人生の大きなテーマです。どんなにすごい能力を持っていても、それを使える場所がなければ宝の持ち腐れになってしまいます。

実はホルモンの観点から、適職を考えることもできます。

まずは、簡単なテストをしてみましょう。AとBの項目で、より多く該当するのはどちらでしょうか。同じ数だけ当てはまる場合は、A、B両方の資質があると考えてください。

【A】

□競合相手がいたほうが燃える
□お金より地位（役職）のほうに魅力を感じる
□「やって後悔」「やらずに後悔」なら、「やって後悔」を選ぶ
□人差し指よりも薬指のほうが長い
□仲間を大切にする

【B】
□インドアよりアウトドア派だ
□ストレスには、けっこう強いほうだ
□頑固なタイプだ
□自分の価値観と違う人とは付き合えない
□職人に憧れる

Aは、テストステロンの多さを測るテストで、Bはバソプレッシンの多さを測るテス

トです。

バソプレッシンというのは男性の体で多くみられる「父性愛」のホルモンとして知られていますが、愛する妻や子供を守るために「攻撃性や行動力を高める」といった作用を持っています。

動物は、自分の行動範囲におしっこをすることで、縄張りを周りに知らせ、家族を守っています。これは人間にも通じるところがあります。このホルモンが多い人ほど奥様や子供を守る意識が強く、家族を大切にします。反対に少ない人は、浮気をしたり離婚したりしやすくなるというデータがあるのです。また、バソプレッシンが多い父親は、子供を新たな冒険や興味で刺激し、体を使って遊ばせたり、現状にとどまるのではなく、外界の物事へ関心を向けさせようとすることがわかっています。

Aに多く該当した、テストステロンが多い人は、お金よりも地位や役職のために出世したい、上を目指したいという意欲が高いので、企業勤めに向いています。また、チャレンジ精神も旺盛で、判断力にも優れているので、リーダーになりやすい資質があるとも言えるでしょう。実際、会社社長や起業経営者、政治家などもこのホルモンが高いという報告があります。

Ｂに多く該当した、バソプレッシンが多い人は、やはり「職人気質」ですので、建築家やデザイナー、料理人など、我が道をいくタイプの仕事が向いています。

いろいろな人を見ていますと、親の仕事と同じ道を進んだり、芸術家の子供は美術や音楽の道に多く進んでいます。やはりこれは、遺伝という名の「ホルモン」を受け継いでいるのだなあ、と感心してしまいます。

ちなみに、テスト項目に入っていた、薬指と人差し指の長さは、「男性力」を表す指標になります。手の薬指と人差し指の長さを比べて、薬指の長さが長いほど、テストステロンの量は多いということがわかっています。

イギリスの研究者が、アスリートを対象に調べた結果、アスリートは総じてテストステロン値が高く、人差し指が薬指より短く、ナショナルチームになるほど人差し指が短かったそうです。

また、健康の分野でもテストステロン値が高いほど長生きをするという報告もあります。テストステロンは、血管を柔らかくして若返らせる効果のあるＮＯ（一酸化窒素）

の分泌を促すことがわかってきました。また、内臓脂肪を減らす作用がありますので、テストステロンの血中濃度の低い男性は、メタボリックシンドロームのリスクが3倍ほど高いという報告もあります。

第3章

人生を成功に導く3大ホルモン

やる気ホルモン＝ノルアドレナリン

生命が危機に瀕すると大量に出る

昔、学生のときにバイクに乗っていて、車と衝突して死にかけたことがあります。車が路地から一時停止をせずに国道に出てきたため、ブレーキが間に合わず、車のドアに垂直に突っ込む形で衝突しました。次の瞬間、目に映るものがなぜかスローモーションになっていました。ゆっくり車の屋根を越え、宙を舞いながら、さまざまなことが私の脳内を駆け巡ります。そして地面が見えてきたので着地の体勢を取ろうとしていました。そして、くるっと回って立ったのです。きっと2〜3秒の出来事だと思うのですが、感覚的には30秒くらいでゆっくり時間が流れていて、すごく冷静だったことを覚えています。

あとで、研究してわかったことですが、死の危機に瀕したときに、あるホルモンが大量に分泌されていました。それは「ノルアドレナリン」と「アドレナリン」です。

「アドレナリン」は耳にしたことがあるのではないでしょうか。ものすごく集中したり、エネルギーがわいてきたりする状況を「アドレナリンが出る」と言うことがありますよね。

これは、厳密に言うと間違っています。このとき出ているのは「ノルアドレナリン」です。

先ほどの、私の事故を例にとってご説明しましょう。

バイクが車に突っ込みました。脳は生命の危機を感じます。すると、脳からノルアドレナリンが大量に分泌され、脳の処理能力が格段にアップします。この時点で、脳がハイスピードカメラに切り替わります。「このままだと危ない！　なんとかして命を守れ」という脳からの指令のもと、副腎からアドレナリンが分泌され、火事場の馬鹿力のようにすごい力を出させたり、瞳孔を拡大させたりして、肉体を効果的に動かすのです。つまり、主に脳のパフォーマンスを高めるノルアドレナリンに対して、アドレナリンは心臓や筋肉などの体のパフォーマンスを高める役割を持っています。

事故に遭い、なんとか助かったとき、「人間の体は、本当にすごい」と心から思いました。つけ加えると、死にかけたあの事故の瞬間、見えていた景色からは色が失われていました。空も木々も道路も、あたり一面モノクロの世界です。

実は、これも脳のなせるワザの1つです。脳の回転速度を上げるために、色という余分な情報を抜いたのです。PCも、解像度が低い画像はスピーディに処理できるけれども、解像度が高い画像は遅くなりますよね。それと同じことが脳でも起きたということです。

宙を舞っていたほんの一瞬の間に、ノルアドレナリンを出して、アドレナリンを分泌して、危機的状況から命を守る。人間の体には、底知れぬ力が隠されているのです。

戦うか、逃げるか、同じホルモンでも人によって捉え方が逆

ノルアドレナリンはとても面白いホルモンで、人によって分泌されたときの捉え方が変わります。「闘争か逃走のホルモン」と表されることがよくあります。

たとえば、ジェットコースターに乗ろうとなったとき、1人は「乗る！　乗る！」と言って喜び、もう1人は「私は無理、やだ！」と嫌がり、意見が分かれました。

この二人の脳内から分泌されたホルモンは、同じノルアドレナリンなのです。

なぜ、同じホルモンなのに全く逆の捉え方になってしまうのでしょうか。

まず、ジェットコースターに乗ろうとしたときに、脳内では、ノルアドレナリンが分泌されます。そこで、「戦うか」「逃げるか」を脳が瞬時で判断するのです。

「逃げる」と判断した人は、「未体験のものは怖い」とか、「一度乗って気持ち悪くなった」などのマイナス思考をしたはずです。

これを仕事に置き換えてみましょう。


ある日、あなたは上司に呼び出され、重要な案件のリーダーに指名されたとします。

「成功すれば、課長昇進のチャンスだぞ」と、上司がささやきました。突然訪れたチャンスに、あなたは胸が高鳴ります。それと同時に不安もよぎります。

「自分にできるだろうか」

「失敗したら、むしろマイナス。もっと力をつけてからのほうがいいのでは？」

「いや、でも成功すれば昇進だぞ！」

「でも、かなり努力しないと厳しいな……」


さぁ、どうしますか。引き受けますか、断りますか？

あなたのノルアドレナリンは、「闘争」か「逃走」のどちらに傾くでしょうか。チャンスに遭遇したあなたは「闘争」に傾き、「たとえ失敗したとしても、チャレンジしたほうがいい。そのほうが自分の糧になる」と判断するかもしれません。しかし、いざそのときになったらどうでしょう。たとえ引き受けたとしても、本当に心が継続して「闘争」しているでしょうか。「失敗したらどうしよう」と常に不安を抱えながら「逃走」モードで仕事を進めてしまう恐れはありませんか？

自分の能力に絶対の自信があれば「イケる」と闘争モードになりますが、なかなかそうはいきません。

けれども、神経が興奮状態にあるとき、ノルアドレナリンは必ず分泌されます。だったら、ノルアドレナリンを戦闘態勢に変えて全力で臨みたいですよね。前向きに取り組んだほうが得られるものは多いはずです。

そのためには、いったいどうすればいいのでしょうか。

闘争モードにするためには達成感の積み重ねを

会社に入ったときに横一線だった新人にも、徐々に差がついてきます。学校の勉強と同じように、出来るやつと出来ないやつに分かれます。その差は広がる一方です。

実は、成績をなかなか上げられない人の多くの脳内では、いつも「俺はダメだ」とか、「この仕事に向かない」など、ノルアドレナリンが「逃げろ」を選択しているので、心は不安と心配でいっぱいです。

闘争モードになるためには、「自分ならできる」と思える根拠、つまり経験や努力が必要です。しかし、なかには経験や努力を積んでいるのに、ノルアドレナリンが「不安・緊張」に転んでしまう人がいます。なぜでしょうか。「逃走」状態のノルアドレナリンをひっくり返し、「闘争」モードにするためには、どうすればいいのでしょうか。

それは、「成功体験」を重ねていき、「不安」を「自信」に変えていくことです。

山に登った経験もないのに、いきなり最初からエベレストに登ろうとする人はいません。経験もないのに無謀な挑戦をしないように、脳内から「恐怖」というブレーキをかけて、回避するようにプログラミングされているからです。

では、「エベレストに登りたい」と言えるときは、どのように自分が変わったときなのでしょうか。

最初は、恐怖心だったものを、登ってみたいに変えるには、初心者の山登りから始めて、険しい山々の経験を積んで、年数をかけて「恐怖心を一歩ずつクリア」していくのです。

そのときどきに、脳内にある変化が起こっています。大変な思いをして登った山頂では、「達成感」という脳内からの褒美〝ドーパミン〟が出ます。そして、いつしかエベレストに挑戦してみたいと思うようになります。

それは「恐怖心が自信」に変わっていたからです。

人は、自信によって「達成感」や「幸福感」を得ることができます。

それが、低い目標だったり、安定した生活や決められた道を進んでいると、達成感や幸福感は得られません。

人にだけ与えられたもの、それは、

ノルアドレナリン（恐怖・心配）をドーパミン（快感）に変える能力です。

それには、恐怖心を少しずつ克服する経験が必要です。ですから、目標を最初から高く設定するのではなく、手が届くくらいの目標を地道に達成していきます。それでも、ちゃんと脳内からご褒美のドーパミンは出ます。やはり、目標を作ることは大事ですし、それを達成することは、目標の大きさに関係なく、嬉しいことなのです。

この目標達成の積み重ねが、「恐怖」を「自信」に変えていくことであり、ノルアドレナリンを闘争モードにできるのです。

達成感のホルモン＝ドーパミン

ドーパミンを作れなくなると体はどうなるか

ノルアドレナリンを闘争モードにして勝利をおさめたとします。そのとき、あなたは大きな達成感を得ると思います。

その達成感のホルモンこそが「ドーパミン」です。

ドーパミンは、生きる意欲を作るホルモンです。楽しい経験や刺激的な経験をすると分泌され、達成感や快感、爽快感、喜び、感動などをもたらしてくれます。

ハリウッド俳優であるマイケル・J・フォックスさんをご存じでしょうか。

実は、彼はドーパミンを作れなくなる病気にかかり、現在も闘病生活を送っています。

彼は、『バック・トゥ・ザ・フューチャー』で主演に大抜擢され、人気が爆発しました。そうすると、収入は飛躍的に増え、摩天楼を見降ろすような家に住めるわ、女性から人気が出るわで、生活が激変しました。うらやましいですよね。そのとき、彼は24歳。

その年齢で、ハリウッドのスターに上りつめました。

けれども、「お金持ちになりたい」「有名になりたい」という目標が叶い、全てが手に入ってしまったということは、裏を返すと、目標がなくなったということです。

目標がないということは、生きる目的を見失うということであり、生きる意欲そのものを枯渇させてしまいます。おそらく彼は、そうなってしまったのではないでしょうか。

彼を襲った病の名前は、パーキンソン病です。

パーキンソン病は、手足の震えや筋肉のこわばりなど、運動機能に障害が現れる病気です。重度になると立つことができなくなり、車いすや寝たきりの生活になります。その原因には、先ほど申し上げたように、ドーパミンを作れなくなることが挙げられます。

私たちは、体を動かそうとするときに、脳の大脳皮質から全身の筋肉に、「動け」という指令を伝えます。このとき、ドーパミンが指令を調節してくれるおかげで、思った通りに動くことができます。そのため、ドーパミンが減少すると指令がうまく伝わらず、運動機能に障害が現れるのです。

なぜ、ドーパミンが減少するのか、医学的なメカニズムははっきり解明されていません。もちろん、お金や社会的地位などほしかったものを手にし、生きる目的を見失ってしまうと必ずパーキンソン病になるとも、言えません。

しかし、ドーパミンが減少することと、パーキンソン病を発症することの関係性は、広く認められています。したがって、パーキンソン病を発症させないためには、ドーパミンを減少させないことが大事であることは間違いないでしょう。

1つのホルモンが減少することで、体にこれほど大きな影響が出るというのは驚きではないでしょうか。生きる意欲を作りだすドーパミンは、人間にとって非常に重要なホルモンなのです。

失敗する社長と成功する社長は目標の立て方が違う

私のオフィスは高層ビルに入っているのですが、以前、私のオフィスの上の階に、名の知れた社長さんの会社が入っていました。その人は、よくテレビでも取り上げられていたIT社長でした。しかし、2〜3年はメディアをにぎわしていたものの、やがて失脚していきました。

これは、私の推測ですが、彼はきっと「お金持ちになりたい」という気持ちでビジネスを始めたのだと思います。もちろん、お金持ちになりたいというのは、起業する上で当然の願望なので、否定するつもりはありません。

けれども、彼にとって問題だったのは、本当にお金持ちになれたということです。普通は、願っても大金は手に入りません。だからみんな、試行錯誤して努力を続けます。でも、彼はものすごいスピードで成功し、大金を手にしました。そして、早くに目的を達成したため、仕事の中でお金以外の目的を見出せずにドーパミンを出すことができなくなり、お金持ちになったことで、無気力な状態に陥ったのではないかと思うのです。

私はいろいろな企業の経営者ともお付き合いがありますが、本当の意味で成功する社長というのは、お金を目標にはしません。「こういうことがしたい」「仕事が楽しい」「人の役に立ちたい」という思いこそが出発点であり、お金はあとからついてくるものだと考えています。たとえば、マイクロソフトのビル・ゲイツ氏は、総資産が10兆4000億円ですし、日本人では、ソフトバンクの孫正義氏が、2兆3000億円です。彼らも、生活のために働いているわけではないでしょう。

億万長者になっても、なお働く理由はなんなのか？

ズバリ、「自分の才能を生かせる」「自分の可能性を試せる」「人に喜んでもらう」「社会に貢献している」。そして、そのプロセスにやりがいを見出しています。だから、いくつになってもリタイアせずにいる。仕事が楽しいからです。

成功する人は、信念を胸に、未知なる目標を持ち、ワクワクドキドキしながら、さらなる高みを目指し、達成したら脳内から報酬としてドーパミンが出る。そうした好循環を築いているのです。

平穏無事な生活をしているとドーパミンが減る

ドーパミンは、達成感や快感、爽快感、喜び、感動などをもたらしてくれるホルモンなので、不足すると無感動、いわゆる「イヤなヤツ」になります。あなたの周りに、いつも無表情だったり、ほとんどリアクションをとらない人はいないでしょうか。

たとえば、誕生日に、奥さんがおいしい料理を作ってお祝いしてくれたとします。でも、ドーパミンが出ないと、喜びがありませんので「だから何？」という状態になります。奥さんは、サプライズであなたが欲しがっていたものもプレゼントしてくれました。でも、あなたは「あぁ、これね。ふーん」と、薄いリアクションです。これでは、夫婦関係が終わるのは時間の問題でしょう。

日頃から、「どうしてもっと喜んでくれないの?」「なんでこの映画を見て、泣かずにいられるの?」など、無感動を指摘されているなら、ドーパミンが分泌されにくくなっているのかもしれません。

しかしそうは言っても、何度も経験し、慣れていることに対して、驚き、感動するというのは難しいことでもあります。

また、ドーパミンが違うところで使われると「依存症」のように、より強い刺激を求めてしまうようになります。

たとえば「買い物依存症」というのは、脳がより多くのドーパミンを求めることで陥る側面があります。

今まで頑張ってきたご褒美に、前から欲しかった10万円のバッグを買ったとします。その瞬間、脳の中では「やった! 手に入れた、嬉しい」と、ドーパミンが分泌されて快感に満たされます。しかし、またいつもの日常の繰り返しが始まります。そして、ストレス解消のために、また買い物に出かけます。また10万円の洋服を買うのですが、前回ほどそんなに嬉しくありません。たまたま、勧められた、30万円のアクセサリーを買ったときに、久々に高揚感がありました。こうして、以前より高い金額の品物でないと高揚感が得られなくなり、どんどん強い刺激を求めて、買い物がエスカレートしていくのです。

実は、買い物依存症になりやすいタイプは、ストレスを買い物で解消しようとする人です。エスカレートしていくと、買い物自体が目的ではなく「刺激」を得るための手段として買い物をするようになっていくからです。

余談になりますが、このドーパミンのおかげで、江戸時代に大ヒットしたものがあります。２６５年続いた江戸時代は、武士の世ではあるものの、サムライ以外の人間にとってはある意味平和な時代でした。そのとき流行ったのが『四谷怪談』でした。

醜く顔がただれたお岩さんが、「うらめしや……」と化けて出る姿に、人々は恐怖という刺激を得ることでドーパミンを分泌していたのです。そして噂が広がり、皆がドーパミンを欲して、『四谷怪談』を観に行くのです。

実は、平穏無事な生活を続けていると、脳内のドーパミンが減ってくることがわかっています。人は、変化のない生活だと、退屈に感じます。そして刺激を求めるようになります。ですから、退屈を感じている主婦に不倫が多いのは、ワクワクドキドキするとドーパミンが出るからです。

何かを得るために苦労すればするほど分泌される

平穏無事な生活をしているとドーパミンが減ってくることは、お話ししました。

では、どのようにすればドーパミンを増やせるのでしょうか。

ワクワク、ハラハラ、ドキドキすることで分泌されるということを踏まえると、お勧めしたい方法があります。

それは、「未知なる恐怖心」を体験することです。

たとえば、今まで出たことのないマラソン大会に参加するなど、未経験な分野にちょっとした恐怖心をもって取り組むのです。

未知なる恐怖心があると、「どうすれば完走できるんだろう」「普段、どのような練習をしたらいいのだろう」「もっと速く走るためにはどうすればいいんだろう」と、勉強をすると思います。

「10キロ走れた」となれば達成感や幸福感が生まれるので、「15キロ走れるかも」「今度はハーフマラソンに出てみよう」というふうに考えられるようになります。こうやって、達成感、幸福感、自信が積み重なって、どんどん新たなドーパミンが分泌されるのです。

そして、本当にマラソンを完走したときには大きな達成感を得ることができます。

ただし、このときに出るドーパミンを貯めることはできません。その瞬間と同じ達成感に浸り続けることはできないのです。

けれども、その代わりに「達成した」ということが記憶に刻まれます。実は、これがとても大切。

快楽を経験してドーパミンが分泌されると、その記憶が脳の中の「海馬」という器官に蓄積されます。脳にとってこのドーパミンはご褒美のようなものです。だから、またご褒美を手に入れるために、人は努力するのです。

ドーパミンは面白いホルモンで、何かを得るために苦労すればするほど、達成したときに分泌されるドーパミン量も多いのです。振り子の幅が大きければ大きいほど、反対側に同じくらい動くのと同じように達成するまで、どんなに辛い思いをしたかで、苦労の振れ幅の大きさが全てドーパミンとしてかえってきます。この構造は、人間だけです。たとえ、動物が苦労して餌を得たとしても、その苦労のぶんドーパミンが出るわけではありません。

たとえば、山登り。

山登りのゴールは、山頂にたどりつくことです。だから、単純にゴールを目指すのであれば、ヘリコプターで行けば簡単です。時間もかからないし、安全です。

でも、それでは、ドーパミンは出ません。

山頂にたどりついてドーパミンが分泌されるのは、「過程」があったからです。

その山道が険しければ険しいほど、逃げ出したい気持ちに打ち勝ち、ゴールしたときに苦労した過程が走馬灯のようにかけめぐるから、より多くのドーパミンが分泌されるのです。苦労とか、もうやめたいとか、ケガをしたとか、大変だったことが全てドーパミンとして還元されるのです。

目標は「ドカンと大きく」より「小刻みにして習慣化」

大きなプロジェクトが無事に終わったとき、あなたは大きな達成感を得ると思います。でも、その後になかなかやる気が出ない、モチベーションが上がらない、空虚な気持ちになってしまうということはありませんか？　いわゆる、燃え尽き症候群です。

何かを達成したときに、次の目標がないと廃人のようになります。なぜなら、ドーパミンが分泌されないからです。

ですから、何かを達成した後は、すぐに新たな目標を立てることが大切です。目標は、大それたものである必要はありません。むしろ、小さなもののほうがよいでしょう。

ポイントは、小刻みに目標を刻んで、その都度ドーパミンを獲得し、次なるやる気につなげることです。

たとえば、1か月後に提出する企画書があるとします。その場合「今日は17時までに、このページまで仕上げよう」くらいの目標で充分です。達成できたらビールを飲んだりして、自分にご褒美をあげます。そしてこれを習慣化していきましょう。

小さな目標をクリアする習慣をつけるためには、目標を「見える化」することが大変おすすめです。

現在、わたしは血圧相談室というものを開設しているのですが、そこでも必ず血圧を記録し、折れ線グラフで記載しています。「徐々に落ちてきてますね」ではなくて、「先週は200でしたけど、今は180ですね。1週間で20も落ちましたよ」という具合です。

やはり、記録というのはとても大切です。少しずつ変化すると自分ではよくわからなくなるので、目に見える形で自分に教えてあげるのです。

そういう意味で言うと、「仕事を17時までに終わらせる」「1日5人ではなく、7人のお客様を訪問する」というように、数値で測れるものはわかりやすくていいですね。

もちろん、数値化しにくい事柄でも大丈夫です。たとえば、「最近、上司に褒められるようになった」「愚痴を言わなくなった」など、毎日、自分の〝良いところ〟を10個書き出すことを習慣化すると、分泌されるドーパミンのおかげで、やる気エネルギーの充塡もできますし、人の良い部分が見えるようになってきます。相手のネガティブな部分しか見られない人は、自分の評価もネガティブだからです。

理性のホルモン＝セロトニン

買い物、お酒……セロトニンが不足すると依存症になる

先ほど、買い物依存症の話をしました。でも、依存症とまではいかないとしても、ストレス発散の一環として買い物をしている人は多いと思います。

それでは、依存症になるか否か、それを分けているものは何なのでしょうか。

それは、「セロトニン」というホルモンです。

セロトニンはさまざまな役割を果たしていますが、最も大きな役割は、理性をコントロールすることです。

私たちは買い物をするとき、何かを欲しいと思っても、値札を見て10万、20万もしていたら頭の中で考えるはずです。「今月は厳しいから、もっとお金を貯めてからにしよう」「ローンにしたら払えるかなぁ」「セールになったら考えよう」など、自分の懐具合を軽く計算しますよね。

ところが、セロトニンが不足しているとそれができません。欲しいものは買ってしまいます。脳は、買い物という刺激によってドーパミンが分泌されることを知っています。だから、本能でそれを求めます。しかし、普通はそこでセロトニンがブレーキをかけて折り合いをつけています。でも、セロトニンが分泌されないと、本能のブレーキがきかずに買ってしまいます。しかも、セロトニンが分泌されないせいで、買ったときの快感が持続します。

どういうことかと言うと、通常は、高価なものを勢いで買ってしまったとしても、あとで後悔します。高ぶっていた感情に理性が時間の経過とともに、冷静になり考えると後悔する気持ちが出てくるのが普通です。口喧嘩も同じことが言えますよね。

しかし、依存症になる人の多くは、後悔するのは一緒なのですが、理性のホルモン、セロトニンの分泌がされていないため、また同じ誤ちを繰り返してしまうのです。

それがわかると、「依存」と「中毒」の違いも理解しやすいと思います。

たとえば、アルコール依存症とアルコール中毒。この違いがおわかりでしょうか。

「どちらもお酒が好きな病気」と思っているかもしれませんが、実はそうではありません。アルコール依存症の中には、お酒が苦手な人もいます。

まず、アルコール中毒というのは、とにかくお酒が好きで、ついつい飲みすぎてしまい、お酒がないと手が震えるような状態に陥ってしまうケースを言います。

いっぽう、アルコール依存症のスタートはストレスです。ストレスを発散するために、あるいは現実から逃れるために、お酒に手を出します。だから、はけ口は本当はお酒じゃなくてもかまいません。買い物でもギャンブルでもなんでもいいけれど、その人にとってはたまたまお酒だったというだけです。何かに依存することで現実逃避をして、とうとうやめられなくなるのが依存症の恐ろしいところです。

仕事の優先順位をつけられないのもセロトニンが足りないから

セロトニンの役割は、理性をコントロールすることだけではありません。実は、優先順位をつけるのもセロトニンの仕事の1つです。

たとえば、記憶。

毎日、会社に出勤している人に、家から会社までに出会った人は何人ですか。どのような人がいましたか。と質問されて、答えられますか。無理に決まっていますよね。

わたしたちはさまざまなことを記憶します。しかし、見たものを全て覚えていたら大変です。そこで、脳は重要性があれば、記憶し、重要でなければ、記憶しません。当たり前だと思うかもしれませんが、これが機械だったらどうでしょう。監視カメラでは、全てを録画するしかありませんよね。人間は、目に入る情報を必要なものとそうでないものに分け、そして記憶すべきかどうかも自動で行います。すごいと思いませんか。

この記憶をする、しないの判断は、脳内のセロトニンが働いているからできることなのです。

セロトニンは記憶すべきことに優先順位をつけてくれています。

また、行動に優先順位をつけられるのも、セロトニンのおかげなのです。

得意先へ行くときに街を歩いていたら、前から欲しかったものを発見したとします。でも、お店に立ち寄っていたら約束の時間に間に合いません。だから「今、一番大切なのは、時間通りに得意先へ行くこと」と判断し、お店へ寄るのは後にするはずです。

このとき、判断に寄与しているのがセロトニンです。こまごまとした日常の用件も、どういう順番で取りかかるべきか判断させてくれています。仕事が速い人は、セロトニンが適切に分泌されているからできるのです。「まずはAを片付けて、Bに着手すると、Cがスムーズに進む」というような見通しを立てることにも役立つからです。

ちなみに、脳が発達途中にある子供は、まだ、セロトニンが適切に分泌されません。『はじめてのおつかい』を見ていると、それがよくわかります。「頼まれたものを買う」という第一優先事項があるにもかかわらず、お菓子を買ってしまってお金が足りなくなったり、寄り道をしているうちに買うものがわからなくなったりしていますよね。

それが子供らしくて可愛いとも言えますが、大人になってもこの状態だったら大変です。ですから、どんなにいい大学を出たとしても、セロトニンが正しく分泌されていないと、感情のコントロールができないし、仕事でも優先順位をつけられず、テキパキとこなすのが苦手です。

キャリアを失うと分かっていても痴漢をしてしまう理由

先ほどお話ししたように、セロトニンは「理性のホルモン」です。

教師や医者など、先生と呼ばれるような立場にある人が、痴漢で捕まることがあります。普通は、どんなに魅力的な女性が隣にいても、体に触ることはありません。それは、「今まで積み上げてきたキャリアが一瞬で終わる」と考えて、本能にブレーキをかけるからです。これまで「積み上げてきたもの」と、「失ってでも触りたい」を天秤にかけたら、触れないはずです。それなのに、犯罪とわかっていても触ってしまうのは、理性のホルモン〝セロトニン〟が不足しているので、ブレーキがかからないのです。

日常的にストレス度が高い職種の方は要注意です。

「教授」や「社長」という、自分本来の顔と違う仮面をかぶることに多大なストレスを感じ、ブレーキをかけて感情を押し殺し、我慢をして毎日のようにセロトニンを消費している人は、ある日突然、セロトニンがなくなり、理性のブレーキがきかなくなることがあるのです。

どんなに順風満帆な人生でも、たった一回の判断の誤りで転落する恐れがあります。

そのカギを握っているのが、セロトニンなのです。

怒りでキレそうになったら5秒待つ

激しい怒りを感じたとき、人間の脳で何が起こっているのでしょうか。「怒りを感じる」この瞬間、脳内では、戦うホルモン〝ノルアドレナリン〟が分泌されます。神経が興奮し、血圧や心拍数を上げ、攻撃の準備をします。しかし、怒りというのは、瞬発力のエネルギーなので、長くは続きません。

こういう経験はありませんか。

相手に怒りをぶつけた後に、「ちょっと言いすぎちゃったかな」ということは。

そのとき、まさに感情をコントロールするセロトニンが分泌されて、冷静になってみたら、言いすぎたと思うのです。この間5〜6秒。

すなわち、激しい怒りが込み上げて、キレそうになったら、5秒待ってください。

「1、2、3、4、5」と5秒待っている間にセロトニンが分泌され、感情にブレーキをかけてくれます。そうすれば、後で後悔するような「怒りにまかせて、言いすぎてしまう」ということはなくなります。

相手が怒っている場合も同じです。どうせ長くは持ちませんので、怒らせておきましょう。だんだん冷静になってきます。

よく、夫婦喧嘩に多いのが、相手の怒りが収まっていないときに、言い返して刺激してしまうこと。せっかく相手のセロトニンが分泌されてきたのに、また新たな感情がわいてきてブレーキが追い付かず、相手の怒りが続いてしまいますので、必ず放電させてあげてください。

最近、キレる子供が多くなってきました。間違いなくセロトニンが不足しています。

大人なら、お酒や趣味など、さまざまなストレス発散法がありますが、子供は大人ほど、ストレス発散の方法がありません。勉強の成績や人間関係、恋愛など子供の社会でも、ストレスだらけです。

子供のストレスを、親が感じとることはなかなか難しいです。

ですから、日頃から会話を増やしてください。小さい子供さんでしたら、抱きしめてあげることです。あと、なるべく外に連れ出して運動をさせてください。部活でしたら運動部に入れてください。大人も子供も同じですが、体を動かすことに集中することでストレスが解消されます。

また、親子で一緒に外で遊ぶことは、お互いに愛情ホルモンのオキシトシンも高まり、一石二鳥です。

全ての感情をコントロールし平常心を取り戻させる

セロトニンが不足すると感情をコントロールできなくなるということは、裏を返すと、感情にブレーキをかけるたびに、セロトニンが消費されているということです。

感情は、怒りや悲しみ、喜び、意欲、達成感、寂しさ、絶望、希望など多岐にわたります。それぞれに、いろいろなホルモンがかかわってくるのですが、それを全て制御コントロールしているのがセロトニンです。したがって、感情の起伏の激しい人は、セロトニンを大量に消費するため、不足している恐れがあります。

そういう人は、怒ったら怒りっぱなしだし、泣いたら泣きっぱなしです。そして、嬉しかったら嬉しい状態がずっと続いてしまいます。

嬉しい気持ちが続くのは一見よいことのようですが、決してそうとは言えません。たとえば、宝くじが当たったとします。最初「やったー！」と喜んでも、しばらくしたら平常心を取り戻して、普通の精神状態に戻ります。しかし、それができなければ、常にハイテンションの状態で、感情の制御がきかず、精神状態が不安定になります。

セロトニンのすごさは、すべての感情に対して制御コントロールして「平常心を取り戻す」というところにあります。それができなければ、悲しい出来事もずっと引きずる羽目になってしまうからです。いいことも悪いことも全て、セロトニンが分泌されるおかげで、人はいったんリセットし、前向きに生きられるようになっているのです。

鬱病の薬SSRIは脳内のセロトニンを増やす薬

セロトニン不足で、感情のコントロールが効かなくなる……これが「鬱病」です。

たとえば、毎朝家を出て駅に向かって歩いているとします。でも、カギをかけたか心配になる、ガスの元栓を閉めたか不安でたまらなくなる。だから、家へ戻って確認する。カギも元栓もちゃんと確認したからもう大丈夫。それなのに、やっぱりまた不安になって家へ戻る。こうして、会社に遅刻してしまう。

このような経験があるのでしたら、プチうつ傾向にあります。

心配性と言うこともできますが、もう少し詳しく説明すると、「心配な気持ちを制御できていない状態」ということになります。

他にこういう経験はありませんか。

・眠れないときに、やけに時計の秒針の音がいつもよりも大きく感じられた
・電車に乗っているとき、隣の人のイヤホンの音漏れがすごく気になる
・毎日ではないけれど、隣人の騒音でイライラするときがある

実はこれ、感覚情報が必要以上に敏感になっている状態です。精神が安定しているときは時計の音も気になりませんし、イヤホンの音漏れも、隣人の騒音も気にならなかっ

たはずです。これも全て、セロトニンが不足しているせいで起こる現象です。

でも、このプチうつ状態から「鬱病」に進んでしまうと、周りからみると「そんな小さなこと」で、自殺してしまう人がいます。

普通の人が感じる「辛い」「苦しい」が、セロトニン不足の人には「ものすごく辛い」「ものすごく苦しい」と感じられるのです。さきほど述べた、感覚情報が敏感になっているためです。

人間は、たとえ手足に障害があっても死ぬことを選択しません。しかし、脳内の物質が少し足りないだけで、死を選んでしまうなんて、本当に恐ろしいことです。

鬱病に、最もポピュラーな薬として、「ＳＳＲＩ（選択的セロトニン再取り込み阻害薬）」というものがあります。この薬は、脳内でセロトニンを増やして精神を安定させる薬です。どのように薬が効いているかを簡単に説明します。

そもそもセロトニンは、脳内で分泌されると、全てが使われるわけではないので、8割ほどが回収（再取り込み）され、使われた2割のセロトニンを脳内で作って、補充しています。

ところが、SSRIという薬は、再取り込みを阻害します。どういうことかと言いますと、回収しないことで、脳内のセロトニン量が見かけ上増えるのです。本来は、1回だけのものを、回収せずに2度、3度、再利用しようということです。だから脳内のセロトニン量が少なくても大丈夫という考え方です。

しかし、この薬を飲むことで、「鬱病」を治療していると言えるのでしょうか。薬を飲んでいるときは、心が安定していますが、一生飲み続けなければいけません。でも、飲み続ければ薬に慣れて、だんだん効かなくなってきて、量がどんどん増えていきます。

たしかに、自殺の危険性があったり、自傷行為を繰り返す患者さんには、必要な薬かもしれませんが、やはりずっと飲み続ける薬ではありません。

薬は、あくまでも「一時的なもの」として使ってもらいたいのです。

そこで、薬に頼らないでも「セロトニンを増やせる」方法があります。

本来、私たちの体には、その素晴らしい仕組みが備わっているのですから。

なぜ禅の修行をすると穏やかで我慢強くなれるのか

僧侶が、激しい苦しみに耐えて行う修行「荒行」をご存じだと思います。

実は、この荒行にこそ「セロトニンを増やす」ヒントが隠されています。

私が、会社の新人研修を受けたときの話です。研修所では、毎朝7時起きで一日がスタートします。学生のころの生活からすると地獄のような厳しさです。なんとか、研修も終わり、本社に通うのですが、毎朝6時に起きないと、本社の始業時間に間に合いません。人間、慣れるものでだんだん平気になってきました。次の年の研修所では同じ7時起きなのですが、今度は「やったー、1時間長く寝られる、嬉しいな〜」と思ったのです。

おわかりでしょうか。新人研修のときは、地獄だと思っていた研修が、1年後には、研修所大好きになったのです。

私の起床時間の辛さと僧侶の荒行は比較にならないものですが、僧侶は、あれだけ苦しい修行を何か月もやることで、お寺に戻り、普段の生活に戻ったときに「我慢」という忍耐力がついています。修行を終えると、僧侶は皆、穏やかな顔になります。

これは、厳しい修行によってセロトニンをムダ遣いせず、効率的に使えるようになり、感情をうまくコントロールできるようになったということです。

皆さんも、たとえば学生のころには部活の中などで理不尽なことがいっぱいあったのではありませんか。でも、その経験があってよかったと思う人も多くいると思います。人生、いろいろな荒行を経験している人が、精神的に強いと言えます。現代は、上司の叱咤激励も、場合によってはハラスメントになりますので、部下の「我慢」が育ちにくくなっています。


禅は、周りの雑音に一切注意することなく、受け流す状態、いわゆる「悟り」を目的にした教えです。私たちは、いろいろな言葉を全部受け取ってしまうために、悩んだり苦しんだりします。だから、受け流すことをおすすめします。

昔、テレビアニメの「一休さん」で、気にしない、気にしないと言っていたのですが、まさにそれです！

人から何を言われても、「気にしない」という受け流し方が、禅の悟りの教えなのです。

ランニング、写経……「没頭」するとセロトニンが増える

そのほかに、セロトニンを増やす方法があります。

それは、「集中する」ことです。

ランニングをしたり、陶芸だったり、写経など何かに無心になることが、大事です。

これが、「無の境地」です。無の境地とは、何もしないことではありません。

何も考えずに、没頭できることを見つけてください。

日常の中で、ストレスを感じない日はありませんし、受け流すこともすぐ身につくわけではありません。

ストレスがたまっていたり、不安や心配が絶えなかったり、むしゃくしゃしているときに「何も考えずに、没頭できること」が、すごい効果を発揮します。

良質な睡眠をもたらす、痛みを軽減する働きも

セロトニンには、感情をコントロールする働きの他にさまざまな役割があります。代表的なものをいくつかご紹介しましょう。

【良質な睡眠をもたらす】 夜、眠たくなるのは、メラトニンというホルモンの働きですが、このホルモンがたくさん分泌されることは、良質な睡眠に不可欠です。このメラトニンは、セロトニンを材料としていますので、昼間にセロトニンをしっかり作っておく必要があります。朝日はセロトニン分泌を促しますので、この2つのホルモンの好循環を促すためにも、朝起きたら、カーテンを開けて日光を浴びることが重要です。

【痛みを軽減する】 痛みを伝える神経経路をコントロールすることで、痛みを抑える効果があります。小さな子供は、注射を打つときに、大げさなくらいに痛がりますが、あれは本当に痛いと感じているのです。どういうことかと言いますと、大人はセロトニンが働き、痛みの抑制があるおかげで、それほど痛くは感じないのです。

また、辛いことや苦しいことに耐えるのもセロトニンの働きの1つです。会社での新卒3年以内の離職率が3割を超えている現状からすると、セロトニン不足のせいかもしれません。

【姿勢を保つ】 セロトニンは脊髄を通って、抗重力筋（正しい姿勢を維持するために重力に逆らって働く筋肉）を常にサポートしています。セロトニンが不足すると、体を支える筋肉に力が入らず、立っているのが辛くなり、すぐ座りこむようになります。

姿勢を見るだけでも、セロトニン不足のチェックができますね。

【呼吸をコントロールする】 人は血管の中に酸素量をチェックするセンサーを持っています。酸素量に応じてセロトニンが呼吸中枢を刺激することで呼吸の量を調整しています。もし、セロトニンが不足していると、センサーが酸素不足を感知しても呼吸中枢を刺激できないため、酸素がどんどん不足し、息苦しくなったり、眠りが浅くなったりします。反対に、不安や心配事が多いと感情を制御しようとセロトニンが過剰に分泌されるため、呼吸中枢も過剰に刺激をうけ、過呼吸になってしまいます。

【腸の働きを整える】 実は体内のセロトニンは約90％が消化管に、8％が血小板の中に、残りの2％が脳内にあります。セロトニン量の最も多い消化管では、セロトニンが腸管に刺激を与えることによって、ぜん動運動（腸が収縮することで内容物を押しだす動き）が促進されます。そのため、セロトニンが少ないと便秘になりやすくなります。

第4章

ホルモンがわかれば女心がわかる

男と女が違うのはホルモンのせい

ビジネスにも、家庭にも、ロマンスにも、異性の存在は欠かせません。

理解のある上司として、良きパートナーとして、同性にも異性にもモテる人として生きていくためには、男女の特質をしっかり理解することが大切です。そして、それを助けてくれるのがホルモンです。

男女の違いは、自我が芽生える前から、はっきりと表れています。

たとえば、幼稚園児の男の子グループと女の子グループに、「ケーキを5人で分けて」と伝えたとします。ホールのケーキを5等分するのは難しい作業です。

女の子のグループは、まず均等に5等分に分けようとしますが、多少大きさにばらつきが出ます。この場合、じゃんけんで決めてしまうと、「もう1回じゃんけんしよ！」「○○ちゃんが後出ししたー！」「やっぱり、こっちがいい」などの揉め方をします。

ですから、女の子のグループの場合は、きっちり文句の出ないくらいに5つに分けなければなりません。

いっぽう、男の子のグループは、とりあえず適当に5つに分けます。当然大きさにばらつきが出るので、「じゃんけん」という解決策が見つかるまでは揉めます。しかし一度じゃんけんで決めてしまえば、負けたとしても「しょうがない」と言って、あと腐れがありません。

前述しましたが、女性は、競争のホルモンであるテストステロンが男性の5〜10％と少ないため、揉め事を嫌い、「みんな一緒」を重視します。

男性には、テストステロンが多いため、真っ先に競い合います。今回は、全員に行き渡るケーキの例を出したので揉めていませんが、これが1つのおもちゃだったら、真っ先に取り合います。

このように、幼いころから男女の違いは色濃く出ており、それを左右しているのがホルモンなのです。

だから、「どうして女性（男性）はこうなんだろう？」と首をかしげるのではなく、「そもそも、男と女は違う生き物なのだ」と思って、この機会に異性とうまく渡り合っていく方法を身につければいいのです。

女性部下に「営業成績を上げろ」と言っても効果なし

男性に「仕事のやりがい」を聞いてみると、「自分の達成感」「成績トップ」「出世すること」などの答えが圧倒的なのに対し、女性は、「感謝されたい」「人の役に立ちたい」「人との出会い」などの答えが多かったのです。

そういう考えを持っている女性に対し、「営業成績を上げろ」「仕事を頑張れ！」と言ったところで、女性からは「何言ってんの！」と嫌がられ、モチベーションを下げさせてしまいます。やはり、男女は働き方に対して、熱意や熱量も全然違うことを認識しなければなりません。

「私と仕事、どっちが大事なの？」と言われたときの正解は？

女性に次のように言われたとき、あなたなら何と答えますか？

Q．「私と仕事、どっちが大事なの？」

A．

1．仕事
2．相手
3．どっちも比べられないよ

よくドラマでもある光景で、仕事が忙しい父親が、やっと遊園地に連れて行く約束をしているのですが、当日トラブルが発生して急遽仕事に行かなくてはならなくなったときに、奥様が「子供と仕事とどっちが大事なのよ！」という場面をみたことがあると思います。

さて、あなたは何番だったでしょうか。

男性からすると、2番目の「君が大事に決まっているじゃないか」と言って、何とかやりすごそうとしますが、「じゃあ、今すぐ会いにきて」となり、あなたが「無理言わないでくれよ」という会話になると思います。

実は、どの答えも相手の女性は怒ってしまいます。

じゃあ何て答えればよかったんだ、と男性なら誰もが思うでしょう。

女性の会話の中には「隠された主張」が入っていますので、男同士の直球の言葉で理解しようとしても難しいのです。

女性は、オキシトシンが多いため、争いを避けるように相手を気遣って会話をしています。この質問形の言葉を「タッグ・クエスチョン（付加疑問文）」と言います。そして、女性が、このタッグ・クエスチョンを使うときは、「真意を汲み取って欲しい」と主張をしているときです。

先ほどの「私と仕事、どっちが大事なの？」では、女性の真意は「私、寂しいわ」「もっと私といる時間を作って」ということだったのです。

では、これはどうでしょうか。

妻「そろそろ、ヒロシに習い事をさせたほうがいいと思わない？」
あなた「教育のことは、君に任せるよ」
妻「あなたは、本当に子供に無関心ね」と怒ってしまいます。

さて、ここでの奥様の真意は、「子供の教育についてあなたも一緒に考えて欲しい」です。

あなたは、「たしかに、そろそろヒロシの教育のことも考えなきゃいけないな」と共感の姿勢を示して、言葉の背後にある気持ちにこたえるようにしましょう。

解決してあげたい男、共感して欲しい女

男女の会話での大きな違いは、何らかの問題に直面したときに、女性は夫や恋人から「大変だったね」と「共感」して欲しいのです。しかし、男性は女性の気持ちに寄り添うどころか、説教じみたアドバイスを始めてしまうところがあります。

男性は、悩みを相談されると嬉しくなり「この俺が解決しよう」となりますが、女性は全然解決などは求めていないのです。

しかし、男性は、女性に頼られると、バソプレッシンというホルモンが働くので「悩みを解決してあげたい」と思ってしまいます。それに対し女性はオキシトシンが働き、悩み解決ではなくて「絆を作るため」に相手に悩みや問題を話しますので、男性は、た

だ黙って女性の愚痴や苦労話などを聞いてあげればよいのです。ところが何か解決策を模索してしまう男性は、「でも、そうなる発端は、君にも責任があるのかもしれないぞ」などと言ってしまい、言ったら最後、女性は失望し黙ってしまいます。

男性は「解決型」で女性は「共感型」なんだと覚えてください。

たとえば、女性部下が「クライアントのA社が、納期を早めてくれって突然言ってきて大変でした。事前にスケジュールを提出して、OKもいただいていたのに。どうやら、A社の担当者が上司に共有していなかったみたいで。ほんと、疲れましたよー」と言ってきた場合、あなたなら何と答えますか？

【NG例】

「業務フローを見直す必要があるね」

「どうしてそうなったのか、考えてごらん」

男性の部下に対しては、これも正解です。でも、相手が女性ならNGです。この女性が求めているのは、今後の解決策ではなく、ねぎらいだからです。自分が感じた痛みに共感してほしいのです。だから正解は、次のような返しになります。


【OK例】

「それは大変だったね、よく頑張ったね」

「よく乗り越えたね、さすがだね」

「そうか、A社が納期を早めてくれって、突然言ってきたんだ。大変だったろう」


「わかるよ」と、共感してあげることが大切です。簡単な方法としては、オウム返しをするのも有効です。根本的な解決策を練るのは、気持ちに寄り添った後にしましょう。

男性からすると、「じゃあ、なんのために相談しているんだ」と思うかもしれませんが、それが、男と女の違いなのだから仕方がありません。解決型の男に対して、女性は共感型。ホルモンがそうさせているのですから。

人はもともと女、途中から男になる

「女心、めんどくさいなー」と、思っている方がいるかもしれません。男性からすると、理解しがたいことばかりです。

そもそも、男女の違いはどこからスタートするのでしょうか。

それは、胎児期にまでさかのぼります。

驚くべきことに、男はみな、もともとは女だったのです。

性別には、次の３つの要素があります。

（１）遺伝子的な性別
（２）肉体的な性別
（３）精神的な性別

（1）は、男性型の染色体（XY）か、女性型の染色体（XX）のどちらを持っているかで性別を決めます。
（2）は、外見上の性別。おちんちんが付いているか否かなどです。
（3）は自分の性別を男と女のどちらだと意識しているかということです。
精子と卵子がくっついて、生命が誕生した瞬間の「器」は、みんな女性です。男性でも乳首がありますよね、不思議に思ったことありませんでしたか。これが、もともと女だったという名残です。

もともと、卵子にはX因子があり、そこにY因子がくっつくと「XY」で男性に、X因子がくっつくと「XX」になって女性になります。

つまり、「受精卵から女と男が生まれる」というよりも、「女が生まれる途中で男に変わる」というほうが正しい言い方かもしれません。

遺伝子の設計図に基づいて、肉体が男と女に分かれていきます。Y因子が入っていれば男になるような命令が出され、もともとの女性の卵巣が精巣へ、女性の陰核や陰唇がペニスと陰嚢になります。

しかし、適切な時期に適切な量の男性ホルモンが分泌されないと、肉体的には男性なのに、精神的には女性になるなど、性が一致しなくなることがあります。

適切な時期というのは、母親の胎内にいる、妊娠6週から24週あたりです。この時期に、アンドロゲンシャワーと呼ばれる男性ホルモンが分泌され、胎児は男性になります。

実は、妊娠中に母親が強いストレスを受けると、男性ホルモンシャワーの量が減ることが明らかになっています。

設計図に基づいて男性器が作られた胎児は、自分の精巣からアンドロゲンをまだ未成熟の脳に送ることで、脳の男性化が起こります。

ところが、母親の感じるストレスが日常の中で強くなり慢性的になると、ストレスホルモンといわれるコルチゾールが分泌されます。このホルモンが邪魔することで脳に充分な量のアンドロゲンが送られなくなり、脳が男性化しないまま生まれてしまうと考えられます。

残念ながら、具体的にどのようなことが起きると、胎児に影響を与えるかということは、はっきりわかっていません。ストレス耐性は人によって異なるため、旦那さんの帰りが毎日遅いことを「どうして妊婦の私を放っておくの」とストレスに感じる人もいるし、「気楽でいいわ」と思う人もいるでしょう。

重要なのは、妊娠中はホルモンバランスが大きく乱れるため、いつも以上に心が敏感になっているということです。

ですから、もしも奥さんが妊娠した場合は、少なくとも24週までは、ストレスを軽減できるように、しっかりサポートすることが大切です。それと同時に性別には、見た目の肉体的な基準による「男」と「女」の2種だけではなく、さまざまなタイプがあることを理解する必要があるのではないでしょうか。

恋を成就させる決め手は「ときめきホルモン（PEA）」

「あなたのことは友達にしか思えない」

「良い人なんだけど、ちょっとね……」

好きな女性にアプローチをしても、「良い人」で終わってしまうことはありませんか？

決して仲が悪いわけではなく、むしろ気が合う。付き合えば絶対うまくいきそうなのに、なぜか恋愛対象としては見てもらえない。

そういう、友達以上恋人未満の状態を脱却するためには、あるものが必要です。

それは、ときめきです。

そして、なんとこれも、ホルモンを利用することで解決できるのです。

大好きな人を目の前にしたら緊張してドキドキしますよね。このとき出ているホルモンです。

実は最近の研究で、「ときめきホルモン（ＰＥＡ＝フェニルエチルアミン）」の存在が明らかになりました。

ＰＥＡは、性的興奮と快感に作用する神経伝達物質で、好きな人に会ったときのドキドキ感をコントロールしています。恋をしている状態というのは、ＰＥＡの働きでドーパミンが大量に分泌され、脳が快感に満たされている状態です。いわゆる、恋のマジックにかかっている状態です。

そして興味深いことに、ＰＥＡは恋をすると分泌されるだけではなく、ＰＥＡが分泌されたときに、人は「恋に落ちた」と錯覚してしまいます。
PEAを利用すれば、好きな相手に恋のマジックをかけることも可能なのです。

相手との間に障害があるとPEAが大量に出る

それでは、どのようなときにPEAは分泌されるのでしょうか。
主に、次のようなときが挙げられます。

・緊張しているとき
・恐怖や不安を感じたとき
・相手との関係に対して障害があるとき
・好きな人を追う立場にあるとき

やはり、「相手との関係に障害があるとき」は、ロミオとジュリエットのように反対されればされるほど、お互いの恋が燃え上がりますし、不倫も同じようなことが言えそうです。

社内恋愛でも恋愛関係を隠しながら付き合っているとき、ＰＥＡが大量に出ているピークなのかもしれません。

そして、この中でも「緊張」「恐怖」「不安」を同時に体験させる、絶叫マシンやお化け屋敷が、ベタですが非常に効果があります。また、ホテルの高層階の絶景ビューで高級レストランというのも、かなりＰＥＡは出やすいでしょう。映画を見るのでしたら、ホラーやサスペンス系がおすすめです。

「好きな人を追う」ときにＰＥＡは出ますが、逆に「追われる立場」の側は、ＰＥＡは分泌されなくなるようです。また、「緊張しているとき」はいいのですが、「緊張感がなくなったとき」はＰＥＡは分泌されませんので、恋愛をしても安心しきっている状態が続くと、マンネリ感や倦怠期になってくるようです。

このようにＰＥＡの分泌は長くはもたず、同じ相手に対しては３カ月から３年くらいで作られなくなるといわれています。ＰＥＡのように強力な快感をもたらす神経伝達物質が長期間分泌されていると、正しい判断ができなくなり、禁断症状が出たりする場合があるため、時間の経過とともに減少していき、ときめきから冷めるようにできているのです。アメリカの大学の研究によれば、さまざまな国の調査で「結婚4年目の離婚」が最も多かったそうです。

ですから、もしも晴れてカップルになり、結婚もしたい場合は、先延ばしにしないほうがいいかもしれません。

もちろん、3年以上付き合ってPEAが切れた状態でも大丈夫！　PEAが減少しても相手との関係が終わるわけではありません。

PEAの分泌が、ある程度おさまるとエンドルフィンやセロトニンといったホルモンが分泌されるようになります。

これらのホルモンは、幸福や安心感を与えてくれるホルモンです。

思春期の娘が父親を嫌うのはフェロモンのしわざ

男親は自分の娘さんが年ごろになると必ず「悲しい経験」をすることになります。

娘さんが母親に「お父さんの洗濯物と一緒にしないで！」と言う時期がくるのです。これを父親が聞いたら相当ショックです。でも、ほとんどの方がこの会話は知らないでいると思います。また、娘さんが急に口をきかなくなったり、反抗的になったりする時期もきます。男の子にも反抗期はあるのですが、女の子とは全く違う理由です。

女の子の反抗期は、ホルモンの影響ではなく「フェロモン」が原因です。

ちなみに、ホルモンとフェロモンの違いをご存じでしょうか。

フェロモンは、ときめきホルモンのように異性を引き付ける、特別な力があるというイメージがありますよね。

ホルモンは、体内で分泌されて体内で作用するものです。それに対してフェロモンは、体外へ発して他の人に作用を及ぼすものです。

思春期になると血縁関係の近いフェロモンを遠ざけようと働くのです。これは、種族の血が濃くなることを避けるための本能なのでしょうがありません。フェロモンは、洗濯ぐらいでは落ちませんので、お父さんの衣類と一緒に洗うと、フェロモンが娘さんの衣類に移り、ずっと不快な思いをすることになるのです。

娘さんが自分を遠ざけようとしている時期になったら、大人になってきた証拠だと理解してください。不思議なもので、若いときは家を出たいと言うのですが、結婚や就職で家を出て、里帰りしたときに「やっぱり実家っていいわ～」って言いますよね。成熟した年齢になると、親を愛おしく思うようになるので、「思春期」を子供の成長過程として温かい目で見てあげてください。

このフェロモンですが、血のつながりの近い父親と違い、自分とは異なるフェロモンを持つ男性ほど、「いいにおい」と感じることがわかってきました。

自分となるべくかけ離れている、また異なる遺伝子を持つ男性と結ばれて子供を産むほうが、子供の免疫力が強くなるからです。

同じ人の体臭でも、いいにおいと感じる人と、いやなにおいと感じる人がいますよね。ですから、あなたのにおいを「いいにおい」と感じてくれる女性とは、非常に相性がよいということです。

「良い人」で終わらず「モテる人」になる会話術

人はもともと、相手が好意を持っていることがわかるとこちらも好意を返そうとする生き物ですので、この本能を利用します。

しかしながら、ここでも「良い人」で終わってしまうケースが多いのです。

では、どうすれば、「良い人」で終わるのではなく、その次のステージ、「モテる人」になれるでしょうか。その方法をお教えします。

たとえば、何かと相談に乗ってくれる上司や忙しいときに手伝ってくれる男性など、ちょっとした気配りをしてくれる男性は女性からも同性からも人気があるでしょう。でもこれだけでは、「良い人」で終わってしまいます。

これだけで充分じゃないかと思われるかもしれませんが、付き合っている人や夫婦になった人に聞いてみると共通の言葉が返ってきます。「この人といると楽なんだよね」「なんか居心地がいいんだよね」

そうなんです。

「心地いい」という関係になれるかどうかです。恋愛や結婚に発展する人は、ただ「良い人」で終わるのではなく「居心地のよい空間」にしてくれる人なのです。この居心地のよいときに脳内では、癒しホルモン「セロトニン」が分泌されています。やはり女性は「癒してくれる男性」を求めているのです。

では、どうすれば相手にセロトニンという癒しホルモンを出させることができるのでしょうか。

そのためには、相手と話をするときに、「どうしたら相手が楽しい気分になるんだろう」と考えながら話をしてみてください。

□実践編

・最近、会話の中に「疲れた」を多く使う→「頑張っている私をねぎらって欲しい」と思っていますので、とにかく、話を聞き、共感し、よく頑張っているね、偉いねと褒めるようにしましょう。

・「友達と旅行に行った」という話→「そのときの話をもっと詳しく聞いて」と思っています。「旅行の話、詳しく聞かせて」と言って、楽しそうに笑顔で聞いてあげてください。

ベッドで彼女との愛を深める決めのひと言

男性は、実は、女性とベッドインしないと「この人と一緒にいたい」という愛情を感じることができません。

もちろん、男性にも一目惚れはありますが、そういう愛情とはまた違う感情が、体のお付き合いをすることで生まれます。それには、オキシトシンが関係しています。

オキシトシンは、男性がオルガスムスに達すると大量に分泌されることがわかっています。男性にとってオキシトシンは「守ってあげようホルモン」なので、体のお付き合いをすることで、その相手を大切に思い、守ろうとする気持ちが芽生えるのです。

女性からすると、「え！　じゃあ、付き合うためには最初に寝ないとダメなの？」と、驚かれるかもしれません。たしかに、付き合う前に体の関係を持つことは不安でしょうし、飽きられてしまう恐れもあります。ここは難しいところです。

だから、意中の男性を落としたいのであれば、焦らすことも大切です。男性のテストステロンを刺激するのです。

男性は、高い山ほど登りたいと思いますし、ライバルがいれば勝つために必死になります。「負けるなホルモン」のテストステロンが作用するからです。ですから、ライバルの存在をちらつかせたり、自分を高く見せたりして、テストステロンをしっかり刺激した後に獲得させる。それが大事ではないでしょうか。

ちなみに、女性も性行為によってオキシトシンが分泌されます。分泌の仕方には男女差があり、男性が大量分泌した後に急降するのに対し、女性は、行為が終わった後もじっくり長く分泌されます。

そして、このホルモンの特性を男性が利用すれば、簡単な方法で彼女との愛を深めることができます。

それは、行為が終わった後に眠りたいのを我慢して、ひと言つぶやくだけでOKです。

「可愛いね」

簡単な褒め言葉にもかかわらず、オキシトシンが分泌されているおかげで、いつもよりも強く女性の心に響かせることができるのです。「好きだよ」「愛してるよ」などでも構いませんし、髪をなでたり、やさしく見つめたりするだけでも効果があります。

しかし、簡単なことが響くということは、良くも悪くも影響がでるということです。反対に、行為の後すぐ眠ってしまったり、すぐTVを見たり、かかってきた電話に出たりすると、「なんて冷たいの！」と思われてしまうので気を付けましょう。

奥さんの「美人ホルモン」を増やすためにあなたができること

結婚当初は初々しくて恥じらいがあった奥さんも、年齢を重ねるにつれて、そういう面が薄れていくことがあります。

ノーメイクでも外へ出られるようになるし、ストッキングがひざ下タイプになるし、ファッションで身に着けていたブレスレットが、いつのまにか実用的なゴムにかわっているときもあります。

男性からすると、「もっと女性らしくしていてほしい」と思うかもしれません。でも、これは決して奥さんが悪いのではなく、ホルモンのせいなのです。

女性ホルモンの中でもエストロゲンは、別名「美人ホルモン」とも言われるくらい、肌をつややかにしたり、女性らしい体つきを作ったりする役割がありますが、実は、「羞恥心」に影響を与えるホルモンでもあります。ですから、エストロゲンが多い女性ほど、恥じらいを感じやすくなります。男性にもエストロゲンは分泌されていますが、女性の比ではありません。だから男性は、パンツ一丁で歩き回っても恥ずかしさを感じません。

「うちの奥さんは、どうしてエストロゲンが減ってしまったのだろう」と残念に思われるかもしれませんが、それは自然の摂理です。女性は、30歳ごろからエストロゲンの分泌量が徐々に低下していき、更年期（閉経前後の約10年間：一般的に45〜55歳）のころに激減します。閉経後の女性のエストロゲン値は、同年齢の男性のエストロゲン値よりも低くなることがあるほどです。

奥さんが女性らしさを失ってしまったと感じている場合、あなたにできることは、女性ホルモンの影響だから仕方がないと受け止めることではなくて、エストロゲンアップに協力することです。

エストロゲンの原料は、コレステロールです。コレステロールが体に悪いと昔の情報をいまだに信じて、カロリーの少ない野菜中心の生活をしていませんか。よくバランスのよい食事と言いますが、これは、野菜を多く摂りなさいという意味ではなく、体に必要な栄養素を摂るということです。ですから、今奥様に大切な食べ物は、ホルモンを作るコレステロールや体を作るアミノ酸が豊富に入っている「卵」です。最低でも1日1個は食べるようにしてください。

また、ドキドキやワクワクを感じるようにしてドーパミンを分泌させることも効果的です。ドーパミンを分泌する神経はエストロゲンの分泌を指令する視床下部を通るので、エストロゲン分泌によい刺激を与えることができます。たとえば、一緒に映画を見に行く。内容はドキドキするサスペンスやアクション系、恋愛ものなら最もいいです。また、カラオケに行って歌うなど、心拍数を上げドキドキさせるだけでも、エストロゲンアップにつながります。

そして最も効果的なのが、体を動かすこと。

運動によって気分がよくなった経験があると思います。かつて筋肉は、脳からの伝達で動いていたと考えられていました。しかし、近年の研究で、逆に筋肉から脳へ命令を出せることが新たにわかってきました。

運動して筋肉に刺激を与えることで、抗うつ効果のあるセロトニンが分泌されストレスが解消されます。また、運動を続けることで、快感物質〝ドーパミン〟が分泌され、さらに美人ホルモン〝エストロゲン〟が刺激され、心身が若返ると思います。

第5章に運動法を紹介していますので、ご夫婦で是非実践してみてください。

第5章　ホルモン・スイッチをオンにする生活習慣

何はともあれ背筋を伸ばしなさい

ホルモンのスイッチが押されにくくなる原因は、ストレスや不規則な生活などさまざまです。そして、その中でも大きなリスクファクターになっているのが、運動不足です。

あなたは、胸を張った姿勢の良い鬱病の人を見たことがありますか？　鬱病の人といえば、猫背で下を向いていて、元気がないというイメージではないでしょうか。

実は「猫背」と「鬱」は大きな関係があります。

セロトニンは、感情をコントロールするだけではなく、さまざまな役割を果たしています。その中のひとつに、「抗重力筋を働かせる」というものがあります。

抗重力筋というのは、重力に負けないように姿勢を保っている筋肉で、具体的には、背中、お尻、お腹、太ももの筋肉などを指します。

セロトニンは抗重力筋を常に緊張させているため、セロトニンが少なくなると、抗重力筋への刺激が足りず、筋肉を緊張させることができません。それによって、筋肉に力が入らず、猫背になったり、起き上がれなくなったりするのです。鬱病の人が猫背になるのは、気持ちが落ち込んでいるからだけではなく、抗重力筋が働かなくなっているという側面もあるのです。

つまり、セロトニンを分泌させたければ、抗重力筋を刺激すればいいのです。

さて、抗重力筋を刺激すると言っても、どのような動きをすればいいのでしょうか。できれば、なるべく簡単かつ効率よく刺激したいですよね。

だとすれば、抗重力筋の中で最も大きい、背中の筋肉（僧帽筋・広背筋・脊柱起立筋など）を刺激するのがベストです。そう、ホルモンのスイッチは背中にあったのです。

そして、これはセロトニンに限らず、さまざまなホルモンの分泌を促すことにつながります。背中はセロトニンのスイッチですが、運動することは、ホルモン全体のスイッチを覚醒させる行為だからです。神経は全身に張り巡らされていて、筋肉とも、脳ともつながっています。したがって、筋肉を動かすということは、脳を刺激するということであり、筋肉を動かせば、脳と体にホルモンを適切に分泌するように働きかけることができるのです。

あなたの体の中にちゃんと備わっている、ホルモンという素晴らしいアイテムを活用

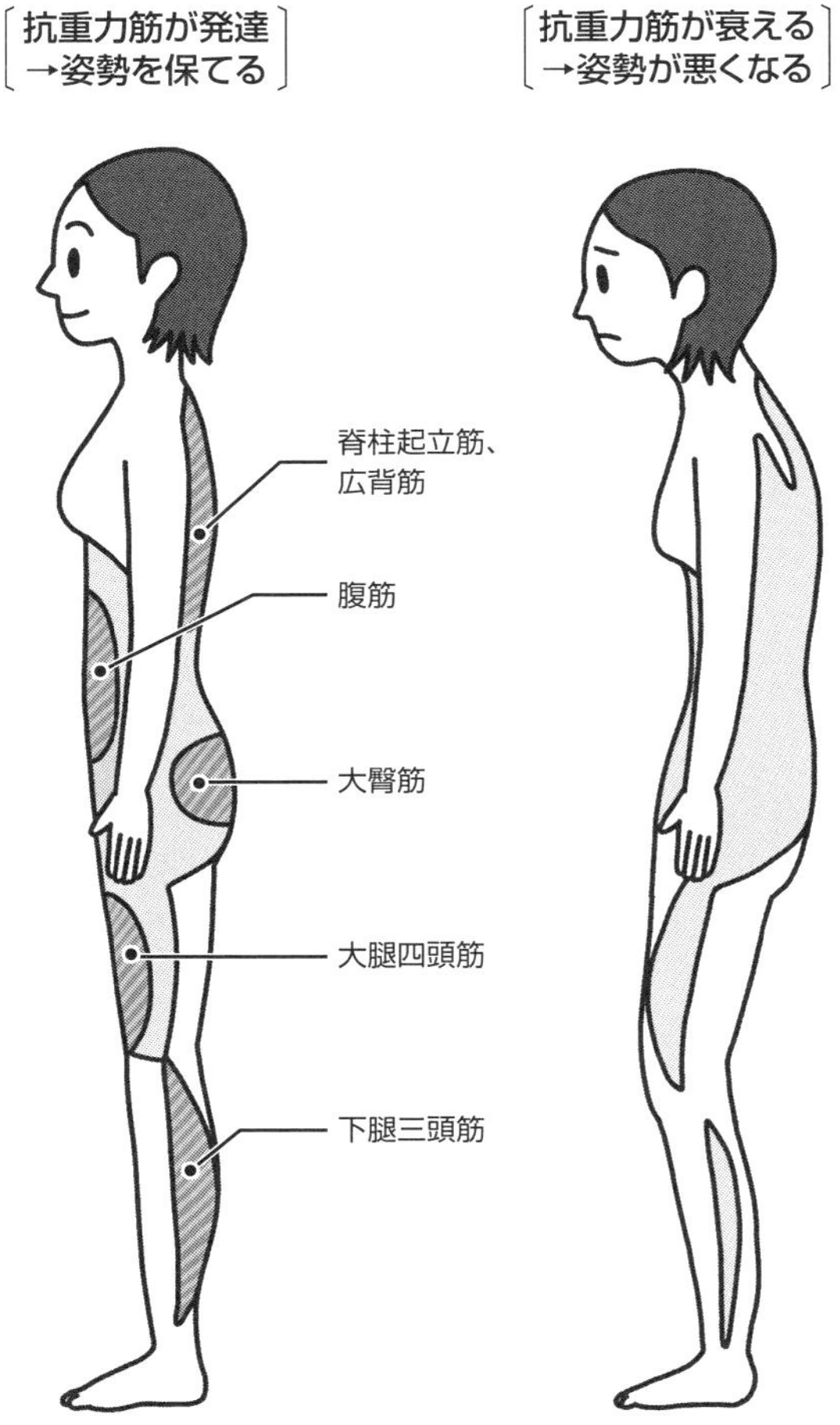

［抗重力筋が発達
→姿勢を保てる］
［抗重力筋が衰える
→姿勢が悪くなる］
脊柱起立筋、
広背筋
腹筋
大臀筋
大腿四頭筋
下腿三頭筋

しない手はありません。まずは、レベル1（P156）に挑戦です。慣れてきたらレベル2（P157）へとステップアップしてみてください。ホルモンという武器をアップグレードすれば、あなたのパフォーマンスもより一層高まるでしょう。

体操を行うにあたって注意してほしいのは、次の5つです。

ホルモン全体を覚醒させる簡単！　背中体操

①毎日行う

個人差はありますが、3か月もあればホルモンのスイッチが適切に押されるようになります。また、脂肪燃焼効果も高いので、1〜2週間で背中がスッキリする実感があると思います。ジャケットをスマートに着こなせる体形になります。

②背中の筋肉に意識を向ける

きかせたい筋肉をしっかり意識することで効果が高まります。テレビを見ながらや、雑音が多い場所でなど、視覚、嗅覚、聴覚などを刺激される状態で行うと効果が減少す

〔レベル1　表裏バンザイ体操〕

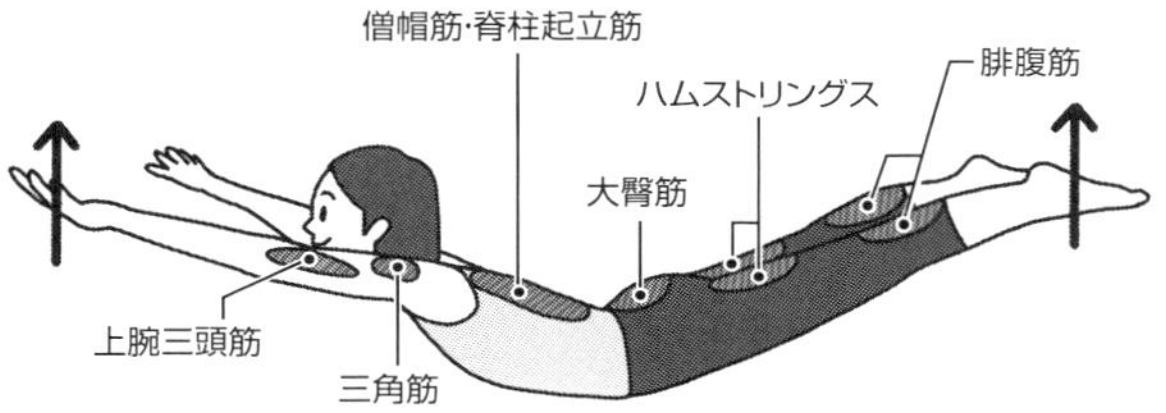

①うつ伏せになり、バンザイをしてゆっくりと両手と両足を上げます。
②そのまま30秒間キープしたら、脱力して深呼吸をしながら20秒休みます。
③これを合計3回繰り返します。

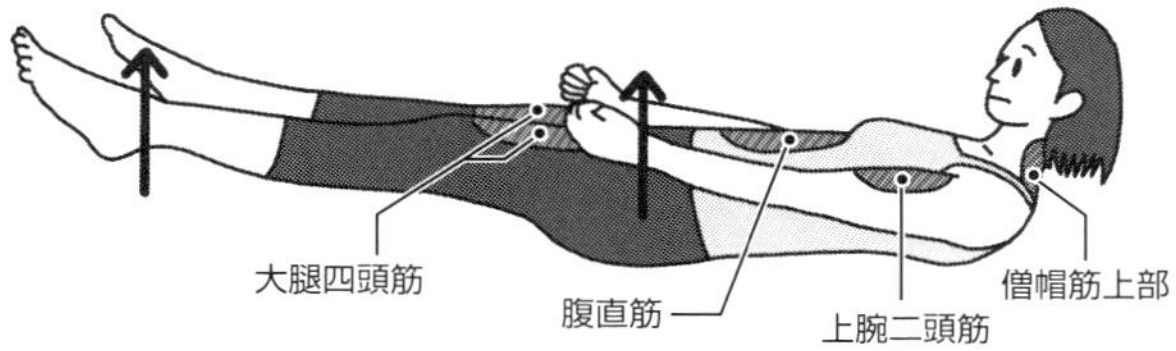

①仰向けになり、手は軽くグーにした状態で、頭と両手・両足を20㎝ほど上げます。
②そのまま30秒間キープしたら、脱力して深呼吸をしながら20秒休みます。
③これを合計3回繰り返します。
慣れてきたらレベル2に進みましょう。

〔レベル2　表裏かみかみバンザイ体操〕

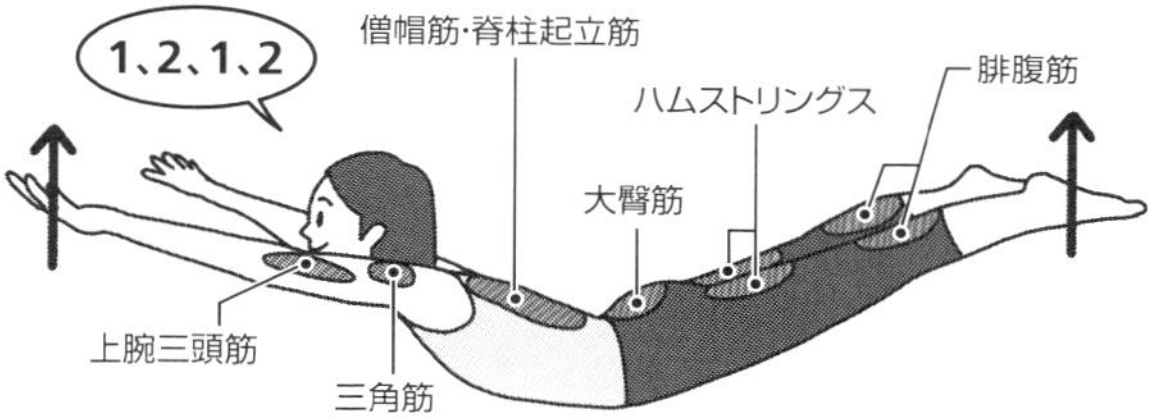

①うつ伏せになり、バンザイをして両手と両足をできるだけ上げます。
②ガムをかんでいるつもりで、「1、2、1、2」とリズムを刻んで口を動かしながら、1分間キープします。
③脱力して深呼吸をしながら30秒休みます。
④これを合計3回繰り返します。咀嚼《そしやく》というリズム運動を同時に行うことで、よりスイッチが押されやすくなります。

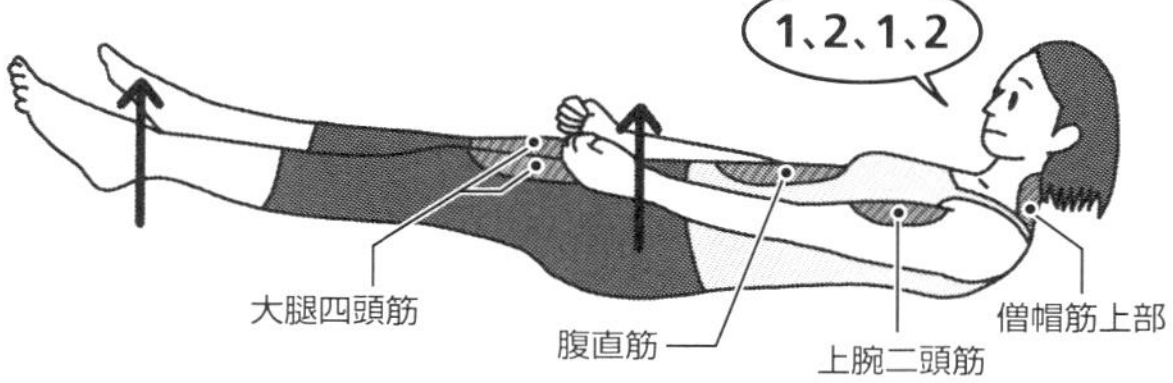

①仰向けになり、手は軽くグーにした状態で、頭と両手・両足を20㎝ほど上げます。
②ガムをかんでいるつもりで、「1、2、1、2」とリズムを刻んで口を動かしながら、1分間キープします。
③脱力して深呼吸をしながら30秒休みます。
④これを合計3回繰り返します。

るので注意しましょう。

③体の表裏、左右をバランスよく刺激する

背中（体の裏）だけを鍛えるのではなく、腹筋（体の表）も合わせて鍛えることが大切です。表裏のバランスが悪いと腰痛の原因になります。それと同様に、左右も均等に鍛えることが大事。慣れるまでは鏡を見て、手と足が同じ高さになっているか、右側ばかりが上がりすぎていないかなど、表裏、左右の筋肉を均等に鍛えられているか確認しましょう。

④呼吸を止めないで自然な呼吸を

筋肉にぐっと力を入れると、思わず呼吸を止めてしまうことがありますが、呼吸を止めないように心がけてください。細胞は酸素によって活動が活性化します。呼吸を止めず、自然な呼吸をこころがけてください。

⑤無理をしない
もしも関節や筋肉に痛みを感じたら中断し、様子を見て再開しましょう。

ホルモンのパフォーマンスが上がる15の生活習慣

レベル1・2でご紹介した運動に加え、ホルモンのスイッチを押す生活習慣を取り入れることで、さらなるレベルアップが図れます。

・**姿勢をよくする**【押されるスイッチ／セロトニン】
抗重力筋を刺激します。

・**太陽の光を浴びる**【押されるスイッチ／セロトニン・メラトニン】
太陽の光を浴びるとセロトニンが活性化します。快眠ホルモンといわれるメラトニンはセロトニンから合成されるので、セロトニンを活性化することは、ぐっすり眠ることにもつながります。

ただし、セロトニンのスイッチは、網膜から紫外線が入ることによってオンになります。そのため、紫外線がさしこむ寝室で、眠っている間に太陽の光を浴びていてもスイッチはオンになりません。朝、起きたらカーテンを開け、窓を開けて空を見ましょう。太陽の光を浴びる時間は1日トータルで30分くらいが目安です。

・部屋を暗くして眠る【押されるスイッチ／メラトニン】

メラトニンは脳深部の松果体という部位から、夜、暗い環境でより多く分泌されるので、眠る少し前から室内を少し暗くするのが理想です。テレビや携帯電話、パソコンなどから発せられる電磁波はメラトニンを破壊するため、少なくとも就寝前は使用を控えましょう。

・鼻で速く10秒間呼吸する【押されるスイッチ／アドレナリン】

息をゆっくり吐くとリラックスできますが、反対に息を速く吸うことで興奮状態になるため、鼻で速く10秒間呼吸します。集中力を高めたいときや眠気を覚ましたいときに役に立ちます。

・重たいものを持つ【押されるスイッチ／アドレナリン・セロトニン】

ぐっと力を入れて筋肉を硬直させることでスイッチが押されます。また、抗重力筋を刺激することにもなるので、セロトニンの分泌も促されます。

・叫ぶ【押されるスイッチ／ドーパミン】

ジェットコースターに乗って叫んだり、大声で歌ったりすると気持ちがいいのは、ドーパミンスイッチが押されたからです。

・「ありがとう」をもらう【押されるスイッチ／ドーパミン】

誰かに喜んでもらったり、役に立てたと感じたりすることでスイッチが押されます。

・ハグをする【押されるスイッチ／オキシトシン】

オキシトシンというのは、愛情ホルモンと呼ばれるもので、ストレスを緩和し、幸せな気分をもたらす働きがあります。夫婦であればハグやキス、子供や赤ちゃんであれば抱っこや授乳など、スキンシップをとったときにスイッチが押されます。

・抱き枕を抱える【押されるスイッチ／セロトニン】

気持ちがよいと感じることで、セロトニンが分泌されます。

マイアミ大学が、ある興味深い実験を行いました。それは、赤ちゃんにマッサージをすることで、コルチゾールの値がどのように変化するかを測るというものです。コルチゾールというのは、ストレスを感じることで分泌されるホルモンです。したがって、コルチゾールの値が大きいほどストレスを感じているとみなすことができます。

赤ちゃんは、暑い、寒い、お腹が空いたなどを的確に伝えることができないため、思いのほかコルチゾールの値が高い傾向にあります。その赤ちゃんに、人の手でマッサージをしたらどうなったかを調べたところ、コルチゾールの値が激減しました。

興味深いのは、実験途中の赤ちゃんの様子にあります。

赤ちゃんが寝ている姿というと、どのような姿を想像されるでしょうか。おそらく、仰向けになって、両手をバンザイしているような様子だと思います。しかし、実験を始めた当初の赤ちゃんは、マッサージされるのを拒むかのように体を丸め、お腹を触らせてくれませんでした。そこで背中やお尻をさするようにマッサージをしているうちに、縮こまっていた体をゆるめ、お腹を触らせてくれるようになったのです。そして、コルチゾールの値が減少しました。

これは、赤ちゃんだけではなく、ペットに行っても同じ結果が出ると思います。ペットは、本当に心を許しているご主人様にしかお腹は触らせてくれません。人間の大人も、体の前面を触らせるというのは、余程近い間柄でないとありえません。それほど、体の前面というのは特別な場所であり、ストレスを軽減させる究極のスポットだと言えます。だから、抱き枕を抱えると安心するのです。これから、パートナーやご自分の子供にもぜひハグをしてあげてください。

・空腹を感じる【押されるスイッチ／グレリン】

グレリンは胃から出るホルモンで、成長ホルモンの分泌を刺激し、代謝を上げるため、疲れにくい体になります。ぐ〜っとお腹が鳴るくらい、しっかり空腹を感じてから食事を摂るようにしましょう。

・睡眠をしっかりとる【押されるスイッチ／レプチン】

スタンフォード大学の調査で、平均睡眠時間が5時間の人より8時間の人のほうが、脳に満腹感を伝えて食欲を抑制するホルモンであるレプチンが多く出ることがわかっています。

小腹が減ったら何かをつまみ食いするようなダラダラ食いをしていると、摂食中枢の働きが乱れて、レプチンが分泌されにくくなります。

食事をきちんと三食摂ることで、レプチンのスイッチが押されます。できるだけ朝・昼・晩、腹八分目をこころがけましょう。

食事の際は、よく嚙んでゆっくり食べることをこころがけてください。レプチンは分泌スピードが遅いので、速く食べると、レプチンの分泌が追い付かず、満腹感を得られません。昔から、「よく噛んで、ゆっくり食べましょう」と言われていますが、これには消化がしやすくなるだけではなく、ホルモンのスイッチを押す効果もあるのです。

ちなみに、ストレスを感じると、たいしてお腹が空いていないのに、何かをつまみ食いしたり、ドカ食いしたりしてしまうことがあると思います。実はレプチンは、ストレスが増えると逆に分泌量が減ります。その結果、食欲を抑えられなくなり、食べ物に手が伸びてしまうのです。

・ジョギングをする【押されるスイッチ／セロトニン・ドーパミン・β－エンドルフィン】

東京学芸大学が行った実験では、有酸素運動を30分間させた結果、脳内のβ－エンドルフィンが75％増加した。β－エンドルフィンは気分をリラックスさせたり高揚させる働きがあります。同様に脳内からセロトニンやドーパミンも分泌されるので、やはり走ることでスッキリした気持ちになるのは、これらのスイッチが押されたからなのです。

・ルーティンを大切にする【押されるスイッチ／セロトニン】

起きたらまず歯を磨き、顔を洗い……というような、決まった行動をとることで、セロトニンが活性化します。セロトニンはリズム運動（咀嚼《そしゃく》や歩行、リズミカルな音楽を聴く等）によって活性化することがわかっています。規則正しい生活、すなわちルーティンもリズム運動の一種です。刑務所に入っている囚人は、規則正しい生活を強いられますが、これにはセロトニンを活性化するという目的も含まれています。罪を犯す人には、感情のコントロールが苦手な人が多く、セロトニン不足であることが多いと考えられるからです。

・ペットをかわいがる【押されるスイッチ／セロトニン・オキシトシン】

自分を頼ってくれる存在と触れあうことで、幸福感を後押しするスイッチが押されます。ある程度、手がかかるほうが活性化しやすいので、植物を育てるよりも、ペットを飼うほうが効果は高いでしょう。

〔アロマで誘発されるホルモン〕

アロマ	効果がある症状	誘発部位	分泌物
イランイラン クラリセージ ローズ	不感症 陶酔感 勃起不全	下垂体	β-エンドルフィン
ラベンダー ベルガモット プチグレン	不安 ストレス 緊張 高血圧 不眠 短気	ほう線核	セロトニン
ジュニパー サイプレス パイン	免疫不足 退屈感 疲労	脳青班 (青班核)	ノルアドレナリン

・ラベンダーの香りをかぐ【押されるスイッチ／セロトニン**】**

花や緑など、いい香りをかぐと気持ちが安らぐことは、経験を通してご存じだと思います。アロマの香りは、嗅覚を通り、電気化学信号として脳のさまざまな部分を経由して伝えられます。

ラベンダーやベルガモット、プチグレンなどの精油はほう線核に影響を与え、セロトニンを分泌します。

「笑顔のあいさつ」で職場環境がよくなる理由

仕事がデキる人というのは、人間関係

を円滑に進めます。どんなに頭がよくて、アイディアにあふれていたとしても、自分一人でビジネスを成立させることはできません。アイディアを買ってくれる人や、具現化してくれる人など、周りの人のサポートが必ず必要になります。したがって、人間関係を良好に保てない人は、仕事がスムーズに進みません。「すかしたヤツ」として、同僚に足を引っ張られることもあるでしょう。

そう考えると、大切なのは、周りを思いやれる余裕のある心を持つことです。

人にあたってしまうときというのは、イライラしていたり、仕事が忙しくて脳が疲労困憊《こんぱい》だったりするときだと思います。オキシトシンは、幸せを感じさせてくれるだけではなく、ストレスを軽減させ、脳の疲れをとる働きもあります。そのため、オキシトシンが分泌されると、心に余裕をもって、人に接することができるようになります。

オキシトシンを分泌させる方法は、先ほどお伝えしたように「守るもの」「背負うもの」を持つこと。そして、それ以外にできる簡単な方法としては「あいさつ」が挙げられます。

「おはよう！」と笑顔で言われると、誰だっていい気分になりますし、なんとなく心も温かくなります。このとき、相手にも自分にもオキシトシンが分泌されています。だから、オフィスで積極的にあいさつをするようにすると、職場の人間関係が良好になります。

スイスのチューリッヒ大学研究所が、ユニークな研究結果を発表しています。それは、健康な成人男性にオキシトシンを投与すると、「他人への信頼が増加する」というものです。

調査方法は、こうです。

スイスの、健康な男子学生200人弱を対象に、半分の学生たちにオキシトシンを投与し、もう半分には偽薬を与えました。そして、ゲーム理論に基づいた神経経済学的実験を行いました。投資のゲームで、お金を預ける側と運用する側に分け、それぞれ相手を信頼するかどうかを調べたのです。

すると、オキシトシンを投与された学生たちが、相手を信頼して全額に近い金額を渡したのに対し、偽薬を与えられた学生たちは、相手を信頼しないという結果が出ました。

オキシトシンが分泌されることで、相手への信頼が増すということは、社内でオキシシトシンがどんどん分泌されれば、職場の環境がよくなるということです。

最近は、社内にいても、直接会話するのではなく、メールやチャットでやりとりをすることが多いかもしれません。見るのは相手の目ではなく、スマホやPCの画面。触れるものは相手の肩ではなく、キーボードやスマホの画面ばかり。そんな現代の社会においては、オキシトシン不足に陥っている人が非常に多いと推察できます。

しかし、だからこそ、会ったときには笑顔であいさつをするという、基本的なことが大切ではないでしょうか。オキシトシンを分泌させ、人間関係を円滑にし、仕事がしやすい環境を作る。それが、自分はもとより、チームのパフォーマンスを高める重要なファクターなのです。

第6章

困ったときにすぐ効くツボ・スイッチ

「ツボ押し」で脳にダイレクトに働きかける

ホルモンを適切にコントロールできる体になることが、本書のテーマです。とはいえ、

「今、この怒りをしずめたい」
「不安な気持ちをすぐにおさえたい」
「これから行うプレゼン前に心臓バクバクをどうにかしたい」

など、生きていれば、今すぐどうにかしたい、手っ取り早くなんとかしたいこともたくさんあります。

そこでこの章では、ツボを押すことによって即ホルモン分泌を促し、感情や体をコントロールする方法をご紹介していきます。

もしかしたら、ツボ押しは気休め程度のものだと思っている方がいるかもしれません。

しかし、それは大きな間違いです。

ツボを押すと、その刺激は押された部分の小さな神経を出発点にして、背骨にある太い神経を通り、脳に素早く伝わります。そして、脳内ホルモンが分泌されて、感情や体に作用します。

ツボは、言うなれば「神経の交差点」です。

全身の末梢神経は網の目のように張り巡らされていて、その重なりあっている部分にツボがあります。そして、体に異変が生じると、交差点をいくつも経由して、大きな太い神経に乗り換え、情報が脳に伝わります。細い道から大きな道に出て、交差点を通って、目的地にたどりつくわけです。

しかし、道中は平穏無事というわけにはいきません。「かゆい」「熱い」「辛い」など、情報は絶え間なく脳に送られているため、通り道に情報があふれてしまい、渋滞が起きるのです。そして渋滞は、大都市の道路と同じく、交差点で非常に多く発生します。

神経の交差点で情報が渋滞につかまると、脳に情報が届くのにも時間がかかります。

その結果、脳は異変を確認できず、修復指令を出せないため、心身の不調がなかなか治らなくなります。

それでは、どうすれば神経の交差点の渋滞を解消できるのでしょうか。

その答えが「ツボ押し」です。

ツボを押して刺激することによって、渋滞した交差点の流れがよくなり、脳に情報がスムーズに伝達されるようになります。

人は、脳に直接触ることはできません。しかし、ツボを押すことによって、脳に直接アプローチすることができるのです。ツボ押しは現在、WHO（世界保健機関）に認知されており、効果が実証されているツボが全身に361か所もあります。ツボ押しは世界的に認められた療法なのです。

中でも私が注目しているのが、手に集まっているツボです。つまんだり、はじいたり、さすったり、ひっくり返したり。これほど繊細に動けるのは、脳からの細かい指令に応えられる部位だからこそです。つまり、脳と密接につながっている手のツボを適切に刺激すれば、脳にダイレクトに働きかけることもできるということです。

また、手のツボなら、電車に乗っているときでも、仕事中でも、自由に押すことができます。困ったときや、ここぞというときに、ぜひ活用してみてください。

〔ツボ押しで神経の交差点の渋滞が解消される〕

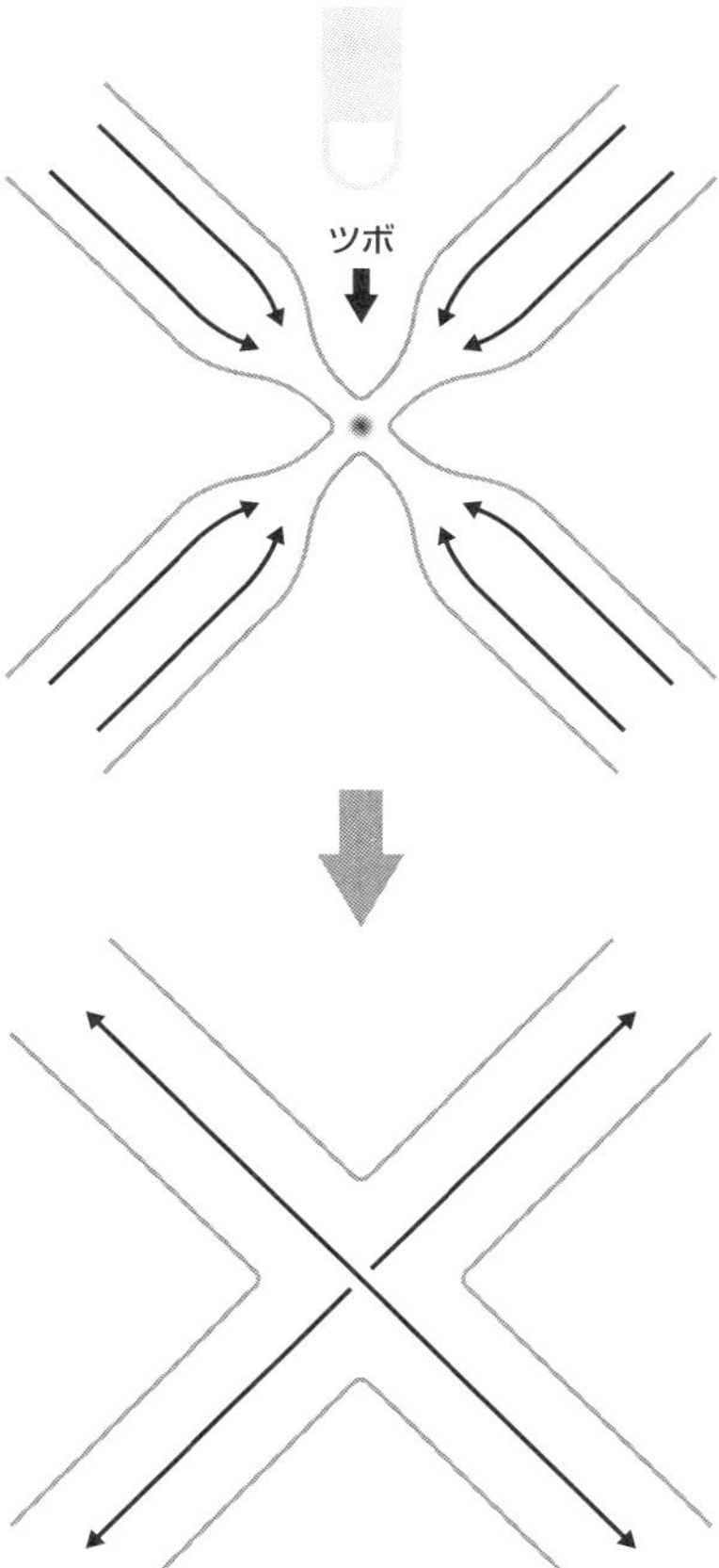

正しく効果的にツボを押す3つのポイント

①ツンとくる場所を押す

せっかくツボを押しても、位置がずれていたら期待する効果を得られません。そこで、この本では、骨が透けて見えるイラストを使ってツボの位置を示します。イラストを見ながら押してみたときに、ツンときたら正しく押せている証です。ツボは神経が集中しているところにあるので、正しく押せたときはツンとした刺激があります。

ツボを見つけるときは、イラストで示されたツボの場所の、少し内側に指をもぐらせるようなつもりでさぐってみてください。神経は人間にとって大切なものなので、基本的に骨に守られています。そのため、ツボは体の表面ではなく骨の奥のほうにあることが多いです。

②「イタ気持ちいい」強さで5秒間押す

ツボは、基本的に親指で押します。指が入りにくい場所には、フリクションボールのような、消せるボールペンの頭についているラバーがおすすめです。1つのツボにつき、

「イタ気持ちいい」くらいの強さで5秒間押しましょう。時間に余裕がない場合は片手でもOKですが、できるだけ両手のツボを押すのが効果的です。

なお、強く押しすぎると逆効果になるので注意しましょう。痛みを感じるほど強く押すと、筋肉が緊張してこわばり、指がツボに入らなくなります。

③手を温めて行う

手を温めてから行うと効果がアップします。ツボが手のひらにある場合は、手のひら同士をこすり合わせて温めてください。手の甲にある場合は、もう片方の手でさすりましょう。やや熱めのお湯に手首までつけて、5分間ほど「手浴」をするのもおすすめです。

「イライラが爆発しそう！」に効くツボ【合谷《ごうこく》】

上司の言葉にカチンときたり、子供のわがままにカッとなったりする、瞬間的にこみあげる怒りを鎮めるツボが、「合谷」のツボです。数あるツボの中でも、合谷は特にたくさんの神経が集まった交差点にあるので、さまざまな効果があります。怒りを鎮める以外にも、痛みを抑えたり（モルヒネの6倍の作用があるβ－エンドルフィンの分泌をサポートします）、血圧を下げたりする働きもあります。

親指と人差し指の骨が接している部分から、人差し指側にたどっていったところにあります。骨の裏側に指をさしこみ、押し上げるようなつもりで押しましょう。

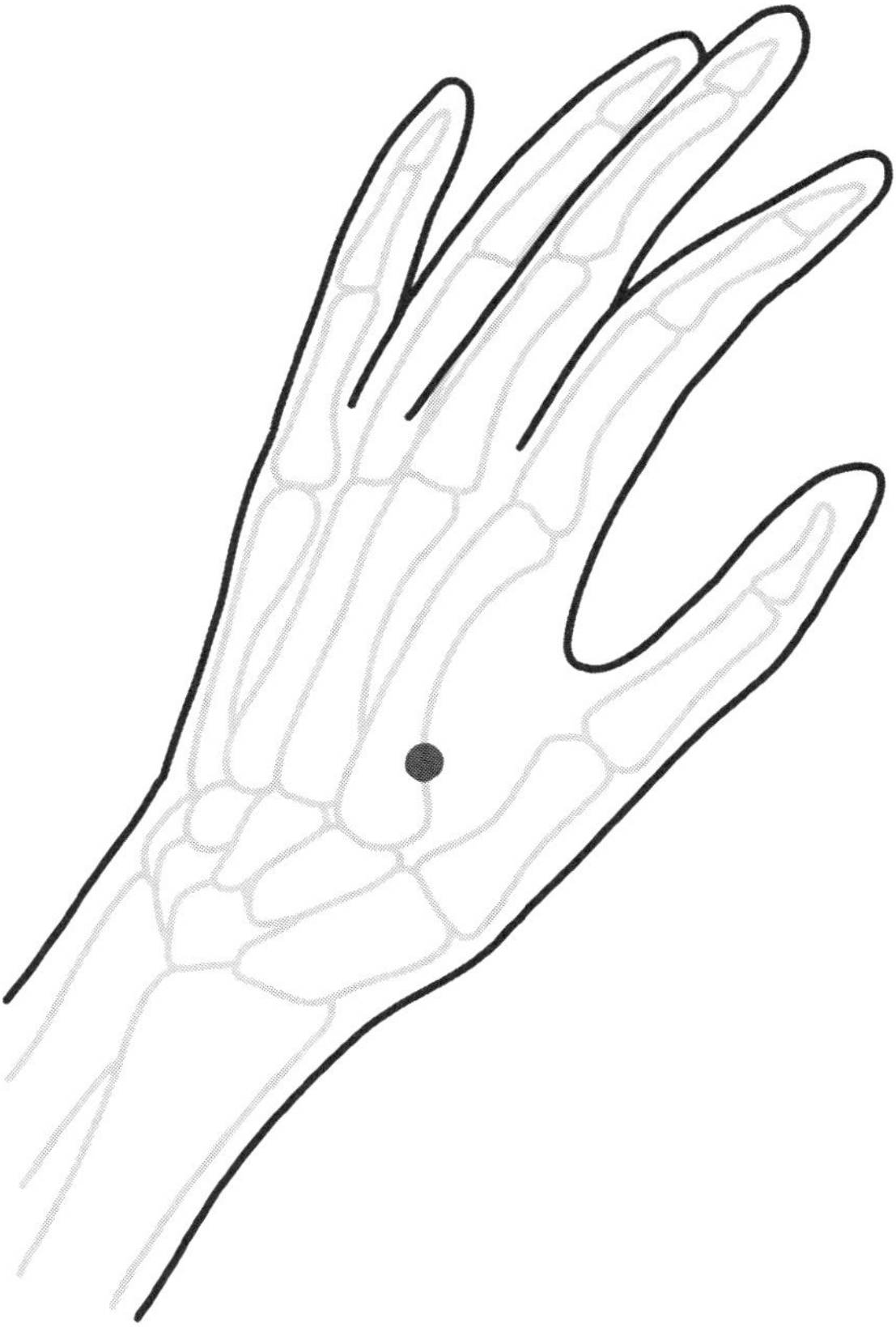

「人の目が気になる」に効くツボ【商陽《しょうよう》】

上司や同僚、家族、親せき、友人、ご近所さんなど、ただでさえ関わる人の数が多いのに、最近はSNSが普及したことによって、関係性がより複雑になりました。周囲は自分をどう見ているのだろうと、どうしても自分の評価が気になるもの。また「みんなから好かれるのは無理」とわかっていても、誰だって嫌われたくはありません。

そのような不安や心配を感じているときは、ノルアドレナリンが分泌されています。そこで、ノルアドレナリンとは反対の性質を持つアセチルコリンを分泌させることで、不安や心配を払拭しましょう。

人差し指の爪の付け根の親指側にある「商陽」は、不安解消のツボ、このツボを押すことで、アセチルコリンの分泌を促すことで「気にしない心」を作ることができます。

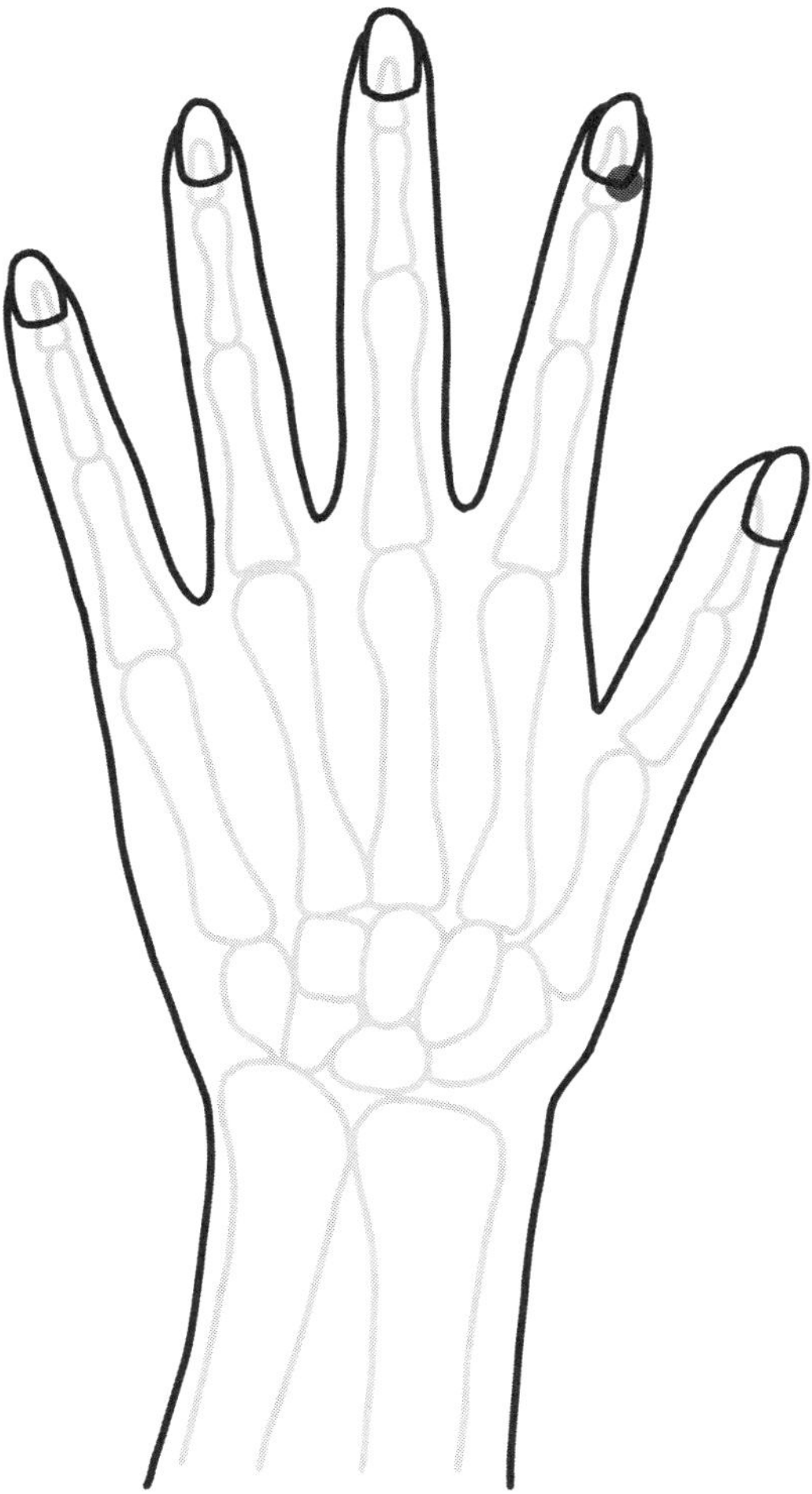

「疲れているのに眠れない」に効くツボ【陰郄《いんげき》】

「早くベッドで休みたいと思っていたのに、なぜか寝つけない」「仕事が気になって眠れない」など、体は疲れているのに、脳が興奮して、なかなか寝つけないときにおすすめなのが、「陰郄」のツボです。

手首にある横のシワを小指の方向にたどっていくと、盛り上がった骨があります。そこから、人差し指の幅1本分、ひじの方向に進んだところにあるツボが陰郄です。セロトニンの分泌を促して、脳をリラックスさせます。

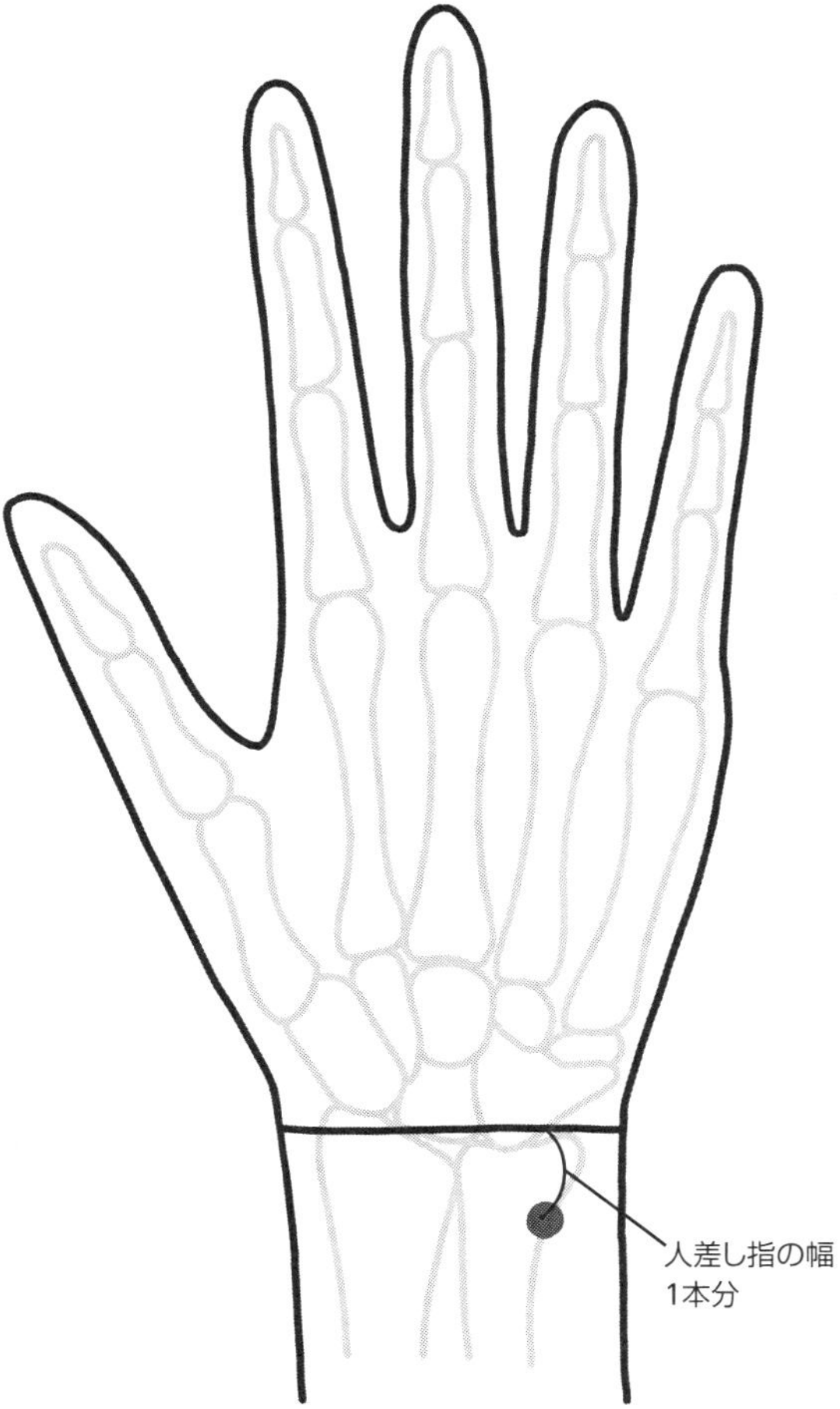
人差し指の幅
1本分

「〇〇を我慢できない」に効くツボ【陽谿《ようけい》】

「スマホゲームにハマって、ついつい課金してしまう」「大して欲しくもないのに、買い物をしてしまう」「お酒を飲み始めると止まらない」など、人が依存状態にあるとき、ドーパミンが分泌されています。ストレス↓買い物をする↓快感、を脳が覚えてクセになっているため、ストレスを感じるたびに、苦しみから逃れるために、ゲームや買い物、お酒に走り、とうとう依存する羽目になります。

このような、依存の元になる欲求を抑えてくれるツボが「陽谿」です。陽谿のツボを押すことで、感情のブレーキのホルモン、セロトニンを分泌させます。

手の甲を上にむけて、指をそらすようにパーをしたときに、手首の親指側にできるへこんだ部分にあります。

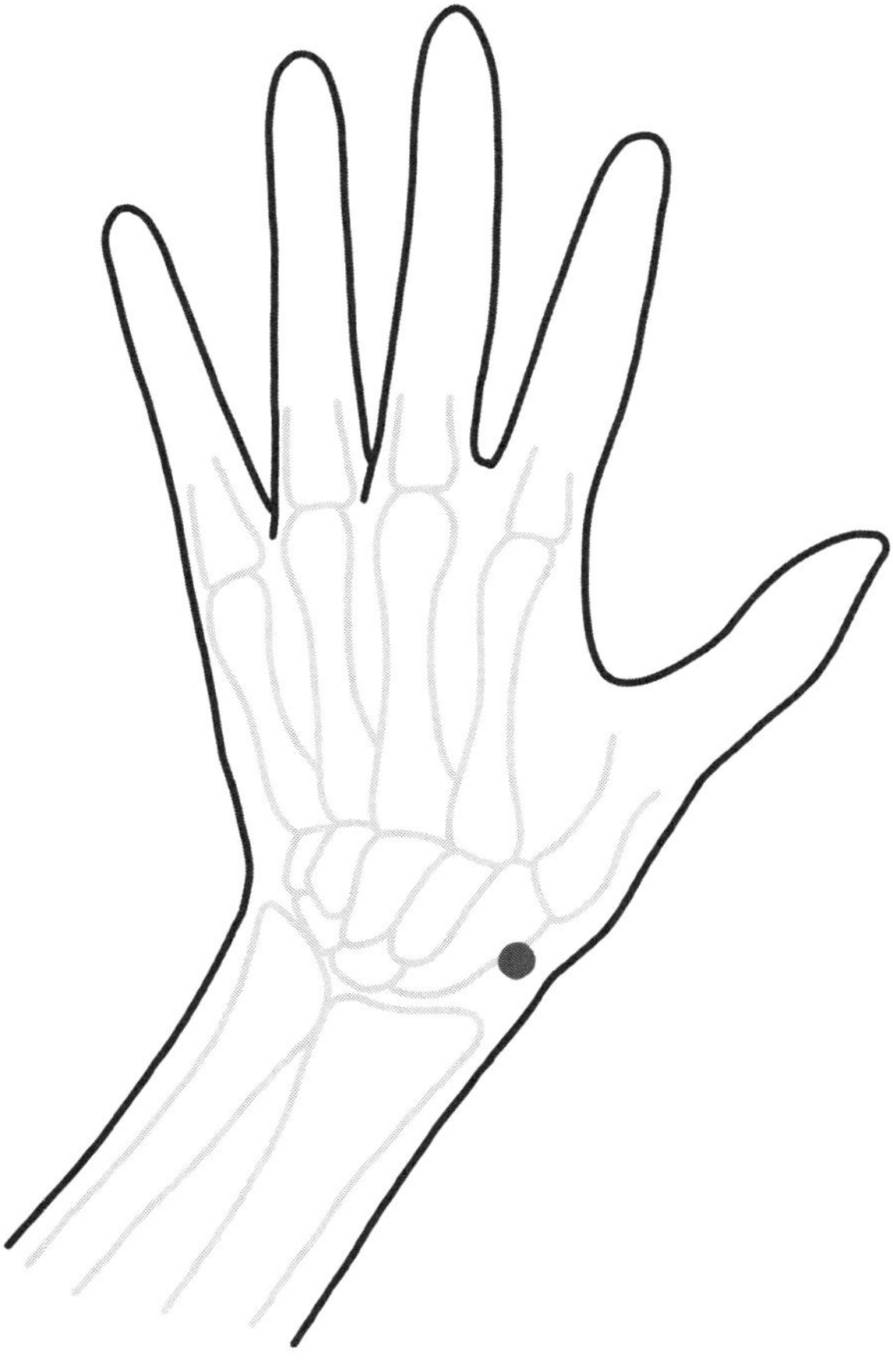

「緊張して頭に血がのぼる」に効くツボ【大陵《だいりょう》】

会議で発言を求められたり、プレゼンをしたり、人前で話をする機会は多いと思います。

そんなとき赤面してしまう原因は、脳がパニックになり、ホルモンをコントロールできなくなることにあります。リラックスを促す「大陵」のツボを押しましょう。血圧を下げる作用があるので、カーッと頭にのぼった血を正常な状態に戻してくれます。

大陵のツボは、手首の深い横ジワの中央にあります。手のひらを上に向けて、上から垂直にゆっくり押しましょう。

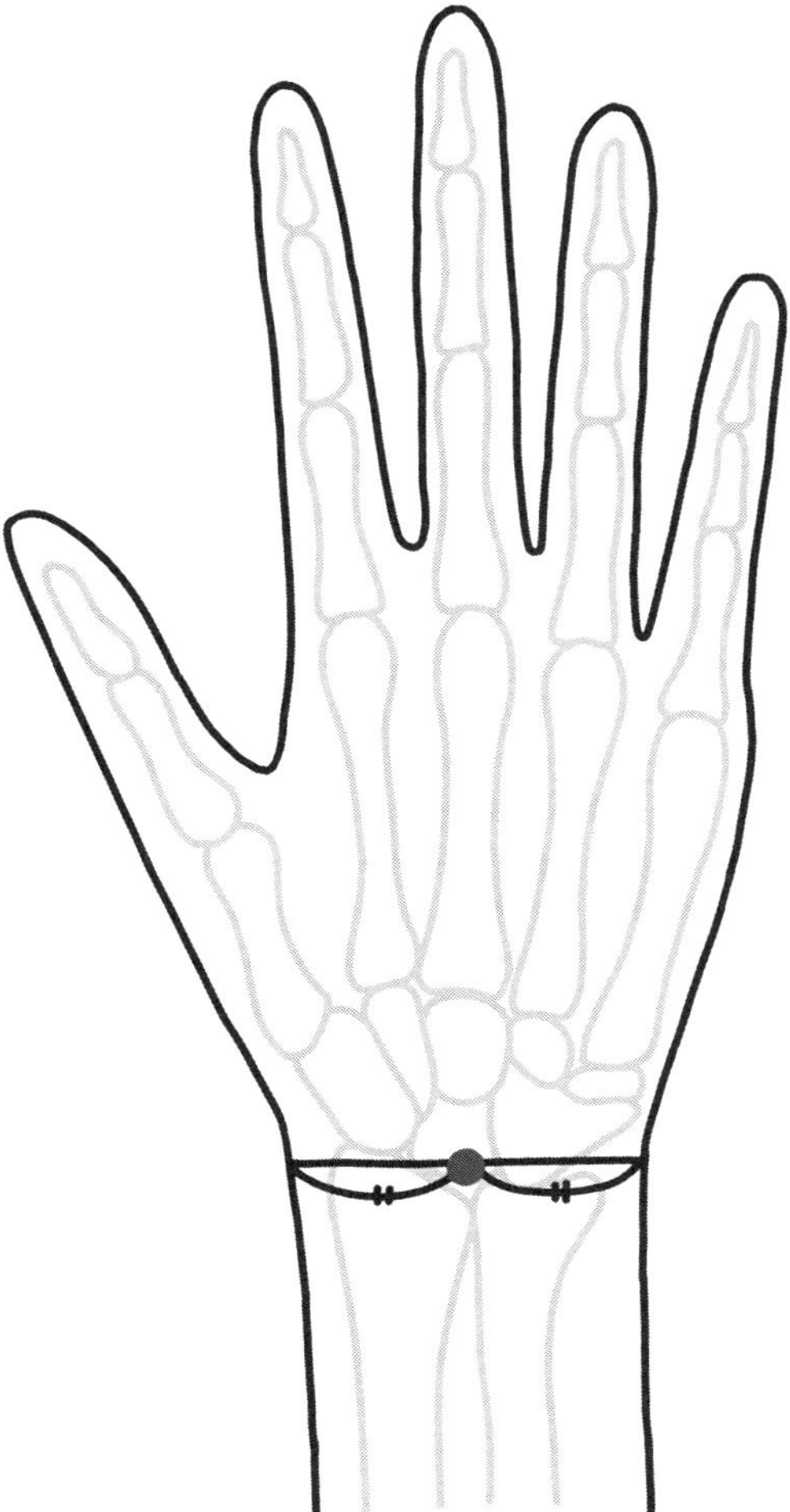

「なんにもやる気がしない」に効くツボ【腎穴《じんけつ》】

服を着替えるのも、出かけるのも、食事をするのすら面倒というような無気力な状態が続いているなら、「腎穴」のツボを押しましょう。交感神経を働かせるアドレナリンの分泌が促されて、やる気がわいてきます。さらに、薄毛にも効果があります。

腎穴のツボは、小指の第一関節の横ジワの中央にあります。手のひらを上に向けて、反対側の手の親指と人差し指で、はさみながら刺激しましょう。

ちなみに、「ゆびきりげんまん」は、小指をからませて約束を交わすものです。もしも、ゆびきりげんまんが、お互いの「やる気スイッチ」を押すために、このポーズになったのだとしたら、昔の人の知恵は素晴らしいですね。

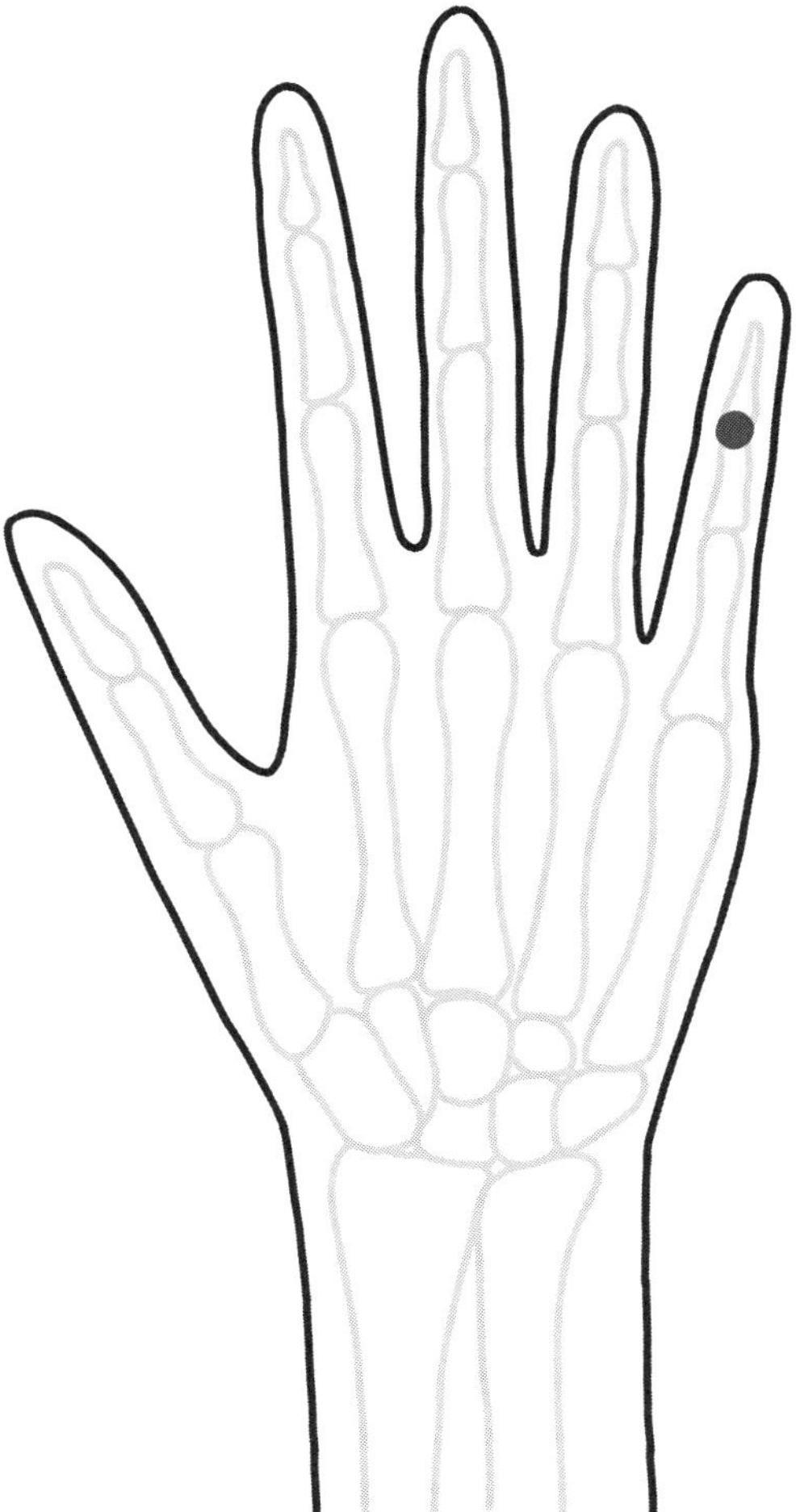

「人の名前が出てこない」に効くツボ【中泉《ちゅうせん》】

人の名前が出てこなかったり、よく忘れ物をしたり、漢字をど忘れしたりすると、「ひょっとしたら認知症のまえぶれ？」と、不安になりますよね。

そんなときにおすすめなのが、「中泉」のツボです。中泉のツボを押すと、アセチルコリンが活性化されます。アセチルコリンには、脳の血行をよくする働きがあり、運動神経や学習能力に大きくかかわっています。そのため、認知症の予防にも力を発揮するとして、近年注目を集めています。

中泉のツボは手首のシワの上にあります。手の甲側の、手首のシワを見つけたら、それを4等分します。そして、親指側4分の1のところをぐっと押しましょう。

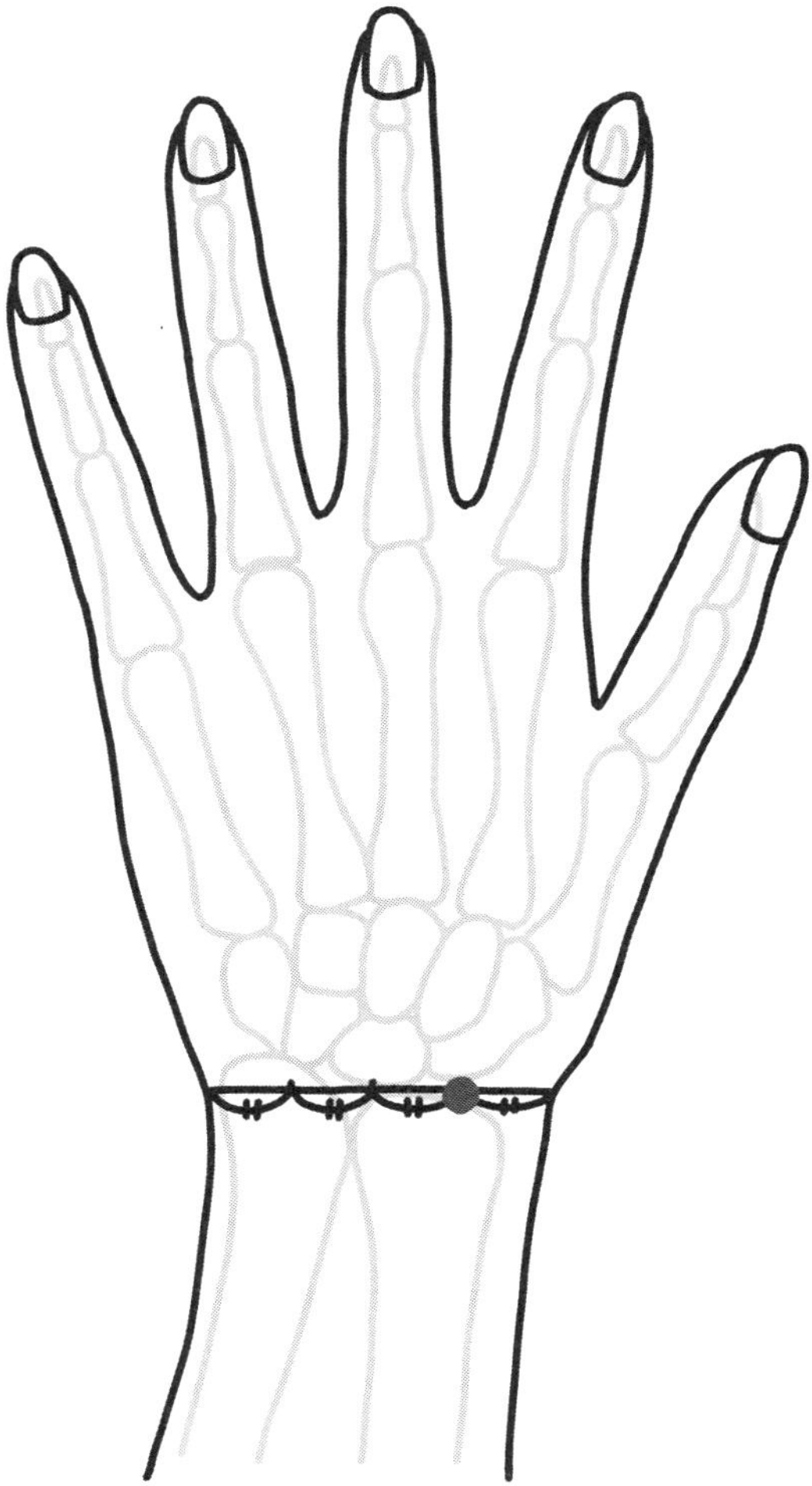

「どうして自分はと落ち込む」に効くツボ【郄門《げきもん》】

人と自分を比べたり、自分の選択を後悔したりすると、「どうして自分は、いつもこうなんだろう」と落ち込むことは誰にでも経験があると思います。

そんなときは、「郄門」のツボを押しましょう。落ち込んだ気持ちを和らげてくれるセロトニンや、意欲をかきたててくれるノルアドレナリンなどのホルモンを分泌することができます。

手のひら側の手首のシワからひじに向かって、親指から小指までの指幅5本分のところにあります。親指の腹を横向きにあて、腕の中央にある腱に向かって押しましょう。

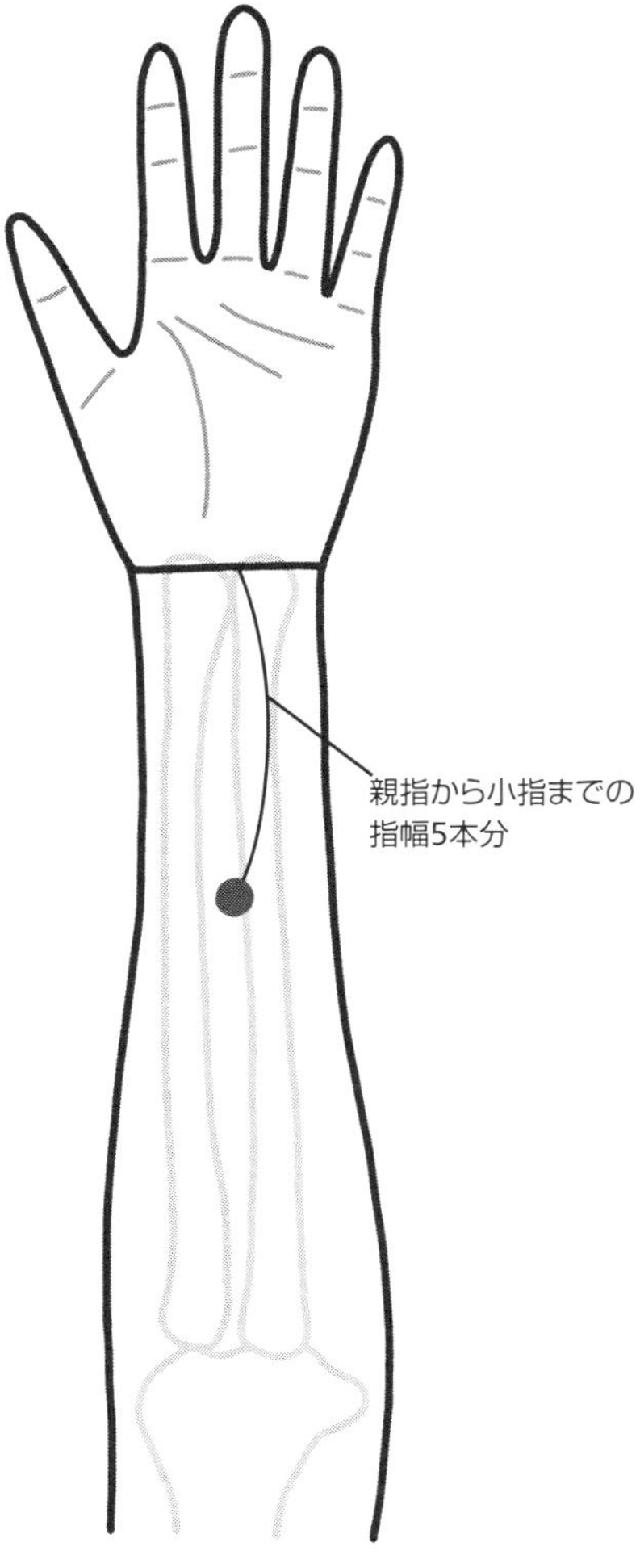
親指から小指までの
指幅5本分

おわりに

この本は、「本当に大切な武器は、あなたの中にある」ということをお伝えしたくて書きました。

人は、ついつい自分の体の外側にばかり目を向けてしまいます。

「英語を勉強して、スキルアップしよう」
「新しいパソコンを買って、仕事の効率を上げよう」
「人脈を広げるために、勉強会に参加しよう」

もちろん、どれも、素晴らしいことです。自分自身を向上させることができるでしょう。でも、もっと本質的なところでレベルアップを図りませんか？ そう、私は言いたいのです。

自分のまだ持っていない武器を「もっと、もっと」と手に入れるのではなく、潜在能力、すなわちすでに持っている武器をちゃんと磨きましょう、ということです。

その武器は、あなたの体や心に直接作用する、非常に大切なものです。

でも、武器のレベルは、人によって異なります。レベル1の人もいるし、レベル10の人もいます。レベル1の人とレベル10の人が同じことに取り組んだ場合、どちらがより高いパフォーマンスを発揮するでしょうか。せっかく、時間と労力をかけるなら、根本的なレベルを上げて臨むほうが、より多くの成果を得られます。

せっかく備わっている武器を眠らせたままでいるのはもったいないことです。

だから、ホルモンのスイッチを押すのです。本書でご紹介してきた、いろいろなホルモンのスイッチを押して、体が本来持っている能力を丸ごと底上げしましょう。

２０１９年２月

加藤雅俊

著者略歴

加藤雅俊

かとうまさとし

ＪＨＴ日本ホリスティックセラピー協会会長。

ＪＨＴ日本ホリスティックセラピストアカデミー校長。

ミッツ・エンタープライズ株式会社代表取締役社長。

薬剤師。体内環境師®。薬学予防医療家。

薬に頼らず症状に対して食事や運動など多方面からアプローチする「ホリスティック理念」を日本で初めて唱えた第一人者。

現在、昭和大学薬学部研究室にて「食と運動と脳（心）の関連性」について臨床研究に取り組んでいる。

著書に『薬に頼らず血圧を下げる方法』（アチーブメント出版）、『1日1分で血圧は下がる！　薬も減塩もいらない！』（講談社）、『食事をガマンしないで血糖値を下げる方法』（マガジンハウス）ほか多数。

著書累計は220万部を超える。

〈加藤雅俊から「脳ホルモン」が直接学べる講座随時開催〉

http://www.jht-ac.com

幻冬舎新書 543

奇跡のホルモン・スイッチ
潜在能力を引き出す

二〇一九年三月三十日 第一刷発行

著者 加藤雅俊
発行人 見城 徹
編集人 志儀保博
発行所 株式会社 幻冬舎
〒一五一-〇〇五一 東京都渋谷区千駄ヶ谷四-九-七
電話 〇三-五四一一-六二一一(編集)
〇三-五四一一-六二二二(営業)
振替 〇〇一二〇-八-七六七六四三
ブックデザイン 鈴木成一デザイン室
印刷・製本所 中央精版印刷株式会社

Printed in Japan ISBN978-4-344-98544-5 C0295
か-26-1
幻冬舎ホームページアドレス http://www.gentosha.co.jp/
*この本に関するご意見・ご感想をメールでお寄せいただく場合は、comment@gentosha.co.jp まで。

幻冬舎新書

中野信子
脳内麻薬
人間を支配する快楽物質ドーパミンの正体

人間がセックス、ギャンブル、アルコールなどの虜になるのは「ドーパミン」の作用による。だが実はドーパミンは人間の進化そのものに深く関わる物質でもあるのだ。「気持ちよさ」の本質に迫る。

中野信子
シャーデンフロイデ
他人を引きずり下ろす快感

「シャーデンフロイデ」とは、他人を引きずり下ろしたときに生まれる快感のこと。なぜ人間は他人に「妬み」を覚え、その不幸を喜ぶのか。現代社会が抱える病理の象徴の正体を解き明かす。

大嶋信頼
「やる気が出ない」が一瞬で消える方法

やる気が出ないときは、努力や根性のような精神論で解決しようとすると、効果があるどころか悪化する。7万件の臨床結果をもとに本当の原因を見つけだすことで、日々の活力を取り戻す方法を解明。

林成之
脳に悪い7つの習慣

脳は気持ちや生活習慣でその働きがよくも悪くもなる。この事実を知らないばかりに脳力を後退させるのはもったいない。悪い習慣をやめ、頭の働きをよくする方法を、脳のしくみからわかりやすく解説。

幻冬舎新書

岡本裕
薬をやめれば病気は治る

薬は病気を治すために飲むものだが、副作用があるだけでなく、体の免疫力を下げて回復を遅らせ、命を縮めることもある。薬をやめて自己治癒力を高め、元気に長生きできる方法を伝授。

岡田尊司
社交不安障害
理解と改善のためのプログラム

人前で話すのが苦手で、すぐ緊張して自然に人付き合いができない状態は「社交不安障害」といわれる。カウンセリングセンターで使われるプログラムを紹介しながら、克服の方法を実践解説！

阿刀田高
老いてこそユーモア

ユーモアは、人生を豊かにしてくれる。知的な言葉から生まれるものなので、年齢を重ねたほうが扱いやすい。九百編以上の短編作品を生み出してきた著者が、ユーモアの本質とその身につけ方を考察。

阪口珠未
老いない体をつくる中国医学入門
決め手は五臓の「腎」の力

中国の伝統医学で、腎臓だけでなく成長・生殖の働きも含み、生命を維持するエネルギーを蓄える重要な臓器である腎。腎の働きを解説しながら、2000年以上の伝統を持つ究極の食養生法を紹介。

幻冬舎新書

本間生夫
すべての不調は呼吸が原因

呼吸は1日約2万回。その質が悪いと自律神経が乱れ免疫力が低下し、臓器の働きも鈍化するなど心身のあらゆる不調を引き起こす。「呼吸力」を鍛えることで健康寿命は10年延ばせる！

辨野義己
大便革命
腐敗から発酵へ

大腸は小さな努力で病気の発生源から健康長寿の源へとすぐに変えられる。腸内にあるものは腐敗ではなく発酵させせよ！　では、よき発酵のために毎日、何を食べるべきか。食の知恵と大便観察の方法を伝授。

石部基実
長生きしたければ股関節を鍛えなさい
1日3分で劇的に変わる！

動かせば100歳まで歩ける。動かさなければ寝たきりに。人体の要である股関節を、どうしたら1日でも長く健康に保てるか。筋力トレーニングやストレッチなどを紹介し、健康の秘訣を伝授する。

曽野綾子
人間にとって病いとは何か

病気知らずの長寿が必ずしもいいとは限らない。なぜなら人間は治らない病いを抱えることで命をかけて成熟に向かうことができるからだ。病気に振り回されず充実した一生を送るヒントが満載。